基改食物大解密 靠自己的力量吃出安全的三餐

LIVING GMO FREE 餐桌上的危機

陳儒瑋・黃嘉琳 著

Contents

推薦序

台灣大學農藝學系名譽教授　郭華仁

基因改造食品的健康風險逐漸被重視，非基改製品的比率也顯著增加。基改食品牽涉的領域很廣，難以掌握到全貌。本書兩位作者參與台灣無基改推動聯盟的運作，二〇一四年九合一大選前跳出來挑戰充斥基改製品的校園午餐，獲得初步成功。過程中他們累積很多經驗，能夠在短時間把經驗化成這本易懂的書，真是讀者的福音。

跨國農藥／種子公司創造出龐大的基因改造食品產業，這些大財團花很多經費遊說政要學界、民間團體與消費者，讓大家誤以為基改食品安全無虞，基改科技是解決糧食短缺危機的良方等。近二十來，基改食品的健康風險連專家都沒有共識，廣種基改作物也引起社會、經濟、環境的災難。本書替大家將龐大的資訊化成簡單的文字，更重要的是作者把尋找重要資訊的方法也不藏私地介紹出來供參考。

基因改造議題不只限於實驗室的操作，看完了這本書，您也可以成為基改專家。

全國內容最豐富的非基改訊息資料庫「GMO 面面觀 gmo.agron.ntu.edu.tw」網站由郭華仁老師所經營，蒐羅編譯全球最新的基因科技、GMO 產品、生物安全、食品安全、環境安全、GMO 檢驗、風險評估、風險管理、WTO 議題、智慧財產、法規、案例與文章。

主婦聯盟環境保護基金會常務董事／主婦聯盟合作社理事／臺灣無基改推動聯盟召集人 黃淑德

本書作者嘉琳與儒瑋都曾任職主婦聯盟環境保護基金會，對推廣台灣民眾認識食物中的基改成分有高度的使命感，兩人以「校園午餐搞非基」行動團的臉書平台累積許多最新的國內外基因改造食品的訊息，參考了台大農藝系「GMO 面面觀」網站上超過十年的全球基改爭議議題，及親身的調查集結成這一本書，希望提供給台灣的父母親、素食及外食族最新的食物選購參考。

「基因改造」是生技顯學，但風險被談太少，這是因為科學界、政界與媒體早被跨國企業壟斷所致。全球廣種基改黃豆導致除草劑濫用污染土地、地下水及海洋。我們很高興因為「食品安全衛生管理法」修法後，基改食品的強制標示有了法源依據，業者很快反映在超市貨架的供應—非基改的豆腐、豆漿、味噌已經由「非主流」漸漸成為「主流」。本書收錄了許多符合「全球思考，在地行動」的故事，用心把基因改造的科技推廣、法規演變及具良知的科學家研究及揭密分享出來，推薦給關心生態、飲食公義及孩子健康的你，請分享給有孩子訂購校園午餐的親朋好友。

作者序

陳儒瑋

直到現在，對於新書即將出版這件事，還是感覺有點不太真實。

十多年前讀研究所時，有位老師曾說，碩士論文很有可能是許多人這輩子寫的第一本書，同時也是最後一本書。對當時正深陷茫茫苦海的研究生如我，這番話自是不能同意更多，這種折騰人又遲遲望不到終點的事，怎麼可能會有誰想要再來第二遍？好不容易交出差強人意的論文，陰錯陽差地進入非營利環保組織工作，一晃眼就是七年半的光陰。去年底，倘若有人對著剛剛離職四顧茫然的我說，十個月之後你會寫出一本書，我鐵定哈哈大笑的反駁，你在說什麼鬼話啊，怎麼可能？

就像去年十月我們所發起的非基改校園午餐運動，起心動念無非是單純想藉選舉熱潮讓更多人認識基改食品風險，如果那時有人宣稱選後全國將會有十九縣市首長響應，我一定會拍拍那個人的肩膀說，你也未免想太多。

然而，這一些看似不可能的事，竟然就這樣一件件發生，人生際遇自是難以捉摸。一路上，謝謝郭華仁老師、淑德姐與東傑大哥在基因改造議題上的多方指導，工作夥伴嘉琳的相互提攜，以及本書編輯淑玲大膽找上我們這兩位默默無名的作者並願意忍受直到最後時刻才交稿。謝謝曾一起工作的主婦聯盟基金會志工媽媽與同事，更謝謝我的家人，忍受我長期以來的任性妄為。

電影《Before Sunset》裡，茱莉蝶兒與伊森霍克並肩走在巴黎巷弄內，相隔九年再度重逢的兩人為了這個世界是不是越來越好而爭論不休。茱莉蝶兒義憤填膺地表達對廉價勞工、水源汙染與武器失控問題的不滿，而伊森霍克則是以半是認真半是求饒的表情說著，當全世界越來越意識到這些問題，加上有像妳這樣大聲疾呼的人，世界一定會越來越好的，最終保育概念與環境議題一定會成為普世價值。

身處全球化的當代社會，我們的每一口食物都牽動著千里之外的土地與人民。飲食，就是因為蘊含環境風土、常民文化與生活記憶，才會如此迷人又複雜。

世界會越來越好的，我始終如此相信的，只要願意行動。

作者序

黃嘉琳

盛暑裡去了夏威夷。

夏威夷的基因改造議題在國際食安和環保的圈子裡很熾熱，由於數家跨國生物科技農企公司都把基改實驗田設在天堂般的諸島上，此地甚至被關心的人士稱為基改 Ground Zero（零地點），可見有多「慘烈」。

那趟穿梭在海島之間的行程，印象最深刻的是麵包果。

先是從機上雜誌讀到社區創業者研發各式各樣的麵包果產品，並希望開發傳統食材的新做法，推廣隨處可見的麵包果入菜、烘焙，找回夏威夷在地傳統的飲食經驗，減少島上對進口糧食作物的依賴。

在考艾島上，遇到做出好吃法式鹹派的烘焙坊老闆娘，店內的櫃檯上放了一顆麵包果。她和我分享先生的家族料理，將還沒熟透的麵包果實和肉類一起燉煮，回台灣還接到她傳來的各式麵包果食譜資料。

回到歐胡島上去拜訪了一位實踐韓國趙漢珪自然農法的年輕人。到訪前一天Drake才和家人朋友慶祝三十歲生日，學習自然農法和無臭飼育已經有五年，他說最近正與朋友研發麵包果麵粉，嘗試將熟成的果實乾燥、磨粉，由於富含澱粉，可以替代麵粉加入烘焙使用，自然的甜味剛好減少糖用量。如果開發成功，就能為盛產期無法保存的在地麵包果找到銷售出路。

滋味豐美濃郁的夏威夷麵包果，沒有基因改造的困擾，不需要搭船進口來，挑選適合生產的品種，開發出加工和保存方法，將慢慢遺失的飲食習慣帶回島上人民的生活中，真的可以解決一部分糧食自給的問題。

站在檀香山國際機場庭院裡仰望蕉風椰影，「似乎是一路跟著麵包果旅行」，快要登機的我這麼想。除了工作之外，其他人到了夏威夷應該是海水、沙灘、扶桑花和草裙舞吧？為什麼會跟著麵包果呢？我突然想起一樁因緣，就是來自幼小時候讀過爸爸帶回家的野外求生手冊。那是身為空軍飛行員爸爸的訓練資料，不大不小的一本膠圈防水冊子，裏頭有各種野生植物的介紹，包括毒性與可食的部分。在Discovery Channel和旅遊生活頻道還沒有出現的年代，這本手冊彷彿是一扇通往冒險國度的窗，開啟小女孩的想像。其中，麵包樹是排名第一的神奇植物。還記得冊子裡介紹，夏季山裡採得到成熟的果實，烤了吃起來味如麵包因此而得名。不多久我還發現，當時居住的台北市和平東路小巷弄的人家庭院裡，竟然就有幾株看來符合掌狀葉子碩大且葉脈清晰描述的大樹。等著等著，它們高高的樹梢結出青綠色的果實，那年頭的台北市當然沒有人拿這樹果來吃，偶爾看到墜落摔爛的麵包果，好希望哪天撿到一顆完整的，帶回去烤來吃，嚐嚐樹梢上的麵包滋味。

這願望至今沒實現，但麵包樹的種子應該是種在心裡頭了，透過一本書、幾棵樹、許多次相遇遙望與想像。我希望我的孩子們心裡也有一棵果樹，讓他們眺望和渴想，能摸一摸，聞一聞，嚐一口，甚至自己種下。到了我現在這個年紀，去到了陌生地方，還能跟著心裡頭的那株果樹一起旅行。

得好好守護這片土地啊！為了他們心中還沒長出來的那棵樹。

前言

吃飯皇帝大

台語裡說「吃飯皇帝大」，一語道破飲食的重要性。食物是社會演化的指標，文化生活的體現。從茹毛飲血到食不厭精、膾不厭細，「吃」與人類生活、社會發展互為表裡的綿密關係，是簞食瓢飲的歷史反映連篇的文明發展史。

農耕、畜牧、漁獵及採集等人類活動，提供餐桌上的口腹滿足，但隨著工業與科技的發展，化學工廠、實驗室、食品加工業的介入力量和產量也不容小覷。事實上，如同美國人類學家馬文・哈里斯（Marvin Harris）在他有趣的飲食人類學通俗著作《甚麼都能吃 令人驚異的飲食文化 Good to Eat: Riddles of Food and Cuture》開宗明義說到，諸如美國這般的市場經濟體系中，適於食用（good to eat）可能就意味著適於銷售（good to sell），營養效果根本不在考量當中。以二十年前學者的有感而發，來描摹今日基改食品從美國席捲全世界的現象，實在貼切。

《雜食者的兩難》一書作家麥可・波倫用「工業化食物鏈」一詞形容現代人的飲食生活被全面攻陷佔領：「以玉米為例，這早已不只是單純的一種食材了，更加工成種種添加物或成分，經由無數加工程序轉換成肉類之後，再變身為跨國速食企業裡供應的餐點以及市場中的食材。」

當孩子們天真的從書本中學習大自然的食物鏈系統，以為可以數算出食物的脈絡，哪能料到現代的工業化食品鏈根本就是鋪天蓋地的一團迷霧，幾乎沒有人知道餐桌上、貨架上的食品到底是怎樣做出來的。麥可・波倫舉知名速食店裡小小一塊油炸得酥香的「雞塊」為例，至少包含十三種從玉米培育或提煉出來的成分——玉米飼料養大的雞、修飾玉米澱粉（把絞碎的雞肉黏起來）、單酸甘油酯、二酸甘油酯、三酸甘油酯（皆為乳化劑，以避免油水分離）、右旋糖、卵磷脂（乳化劑）、雞湯（用以補充雞肉加工時流失的風味）、黃色玉米粉和修改玉米澱粉（讓原料調成糊狀）、玉米澱粉（填充物）、植物性起酥油、部分氫化玉米油、檸檬酸（防腐劑）。這一長串雞塊組成物項目裡，除了雞和雞湯一般可在廚房裡看到摸到嘗到，其他玉米相關製品，是聽都沒聽過亦無從揣想的現代工業產品添加物，這還只是「玉米」部分。

台灣也不遑多讓，回想拿起一個超商微波便當，看看後面成分標示表，不也馬上被密密麻麻看不懂也讀不出來的成分標示嚇了一跳？由於科技和農業技術一日千里，許多人品嚐到百萬年來的祖先無法想像的食品，多樣的商品選擇讓現代人飲食生活固然極為複雜，卻也因為蓄意壟斷設計或無心的破壞摧毀，不少可食的物種已經消失殆盡，人類食物的選項受到生物滅絕的影響或工業化、跨國公司的控制，集中到極少數作物的選項中，讓我們可能永遠無法體會阿公阿嬤飯碗裡的某些滋味了。

生命端賴飲食維繫，而飲食倚靠農業支撐，號稱物產豐饒、以農立國的小島上，漸漸地放棄了多樣化和在地的飲食，由跨國農糧和食品企業主導每個人的餐桌，喪失了糧食自主權；所謂魚米之鄉、美食天堂的土地上，逐步縮減農林漁耕的空間，放任工業污染和環境惡化破壞人與物賴以維生的根基。

當我們漸漸棄守本地農、林、漁、牧的發展維繫，食與農、人與土的關係逐漸斷裂之時，形同在糧食選擇和食品安全上自動投降繳械了。至於我們歸降的對象是誰呢？基因改造作物與食品問題，提供一個思考起點。

第一章

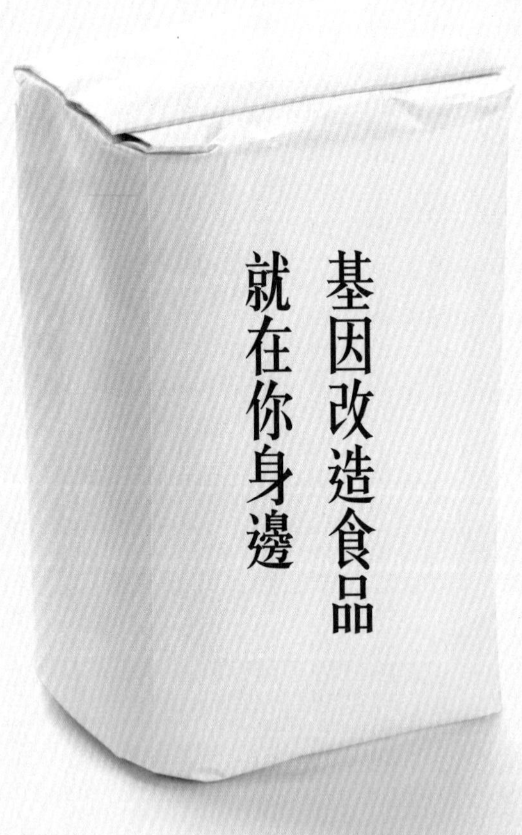

基因改造食品就在你身邊

住在台北的日子，六、七點下了班或夜裡看完晚場電影，搭車回到住處，總會徒步走進捷運附近的知名豆漿店，偌大的店面人潮湧進湧出，未曾隨著夜色漸濃而稍減。工作的阿姨們來回穿梭忙著點單、打包外帶。我會點上一碗熱豆漿，慢慢攪拌著碗底的糖，配上蛋餅和酥脆油條，休息一會兒後再散步回家。

有一天，牆上出現一張「本店豆漿使用非基因改造黃豆」的海報，引起我的注意。彼時不如現在，不常見到滿街的「非基因改造」旗幟看板。若是臨時想在半夜煮碗味噌豆腐湯，下樓走到巷口的超商，只有基因改造豆腐可以選擇。早市裡一排排堆在木頭棧板上的豆腐，並沒有人在意它的黃豆原料到底是來自美國、巴西還是阿根廷，基改或不基改。然而，對於那張海報的內容，我並沒有多加追問，心裡只覺得：真好啊！終於這家業者也開始注意基改食安的議題，以其知名度和普及度，或許其他同業也將跟進。

不久，附近店家果然也陸續掛起「非基因改造黃豆」的紅布條，雖然普及速度並不快，但似乎慢慢的產生連鎖效應。直到這一、兩年，情況終至全面發酵。

街頭巷尾的四大超商貨架上，已不見任何基因改造豆腐；知名盒裝產品大廠請來號稱台灣最美麗的歐巴桑代言，大力促銷自家豆腐商品使用IP（Identity Preserved，全性狀保留）非基因改造黃豆；市佔率第一的醬油業者推出六款非基因改造產品，宣稱三年內落實全系列商品非基改的目標；夏日登場的台北國際食品展覽會現場，訴求非基因改造產品的看板處處可見；更令人驚訝的是，同場地舉辦的台北寵物用品展，竟有業者主打台灣在地非基因改造玉米製作的寵物飼料商品。

各種情況都顯示，台灣食品市場正捲起一股翻天覆地的非基因改造浪潮。基因改造食品，從小眾關注的冷門議題到今日食安熱門話題，這中間究竟發生了什麼事？

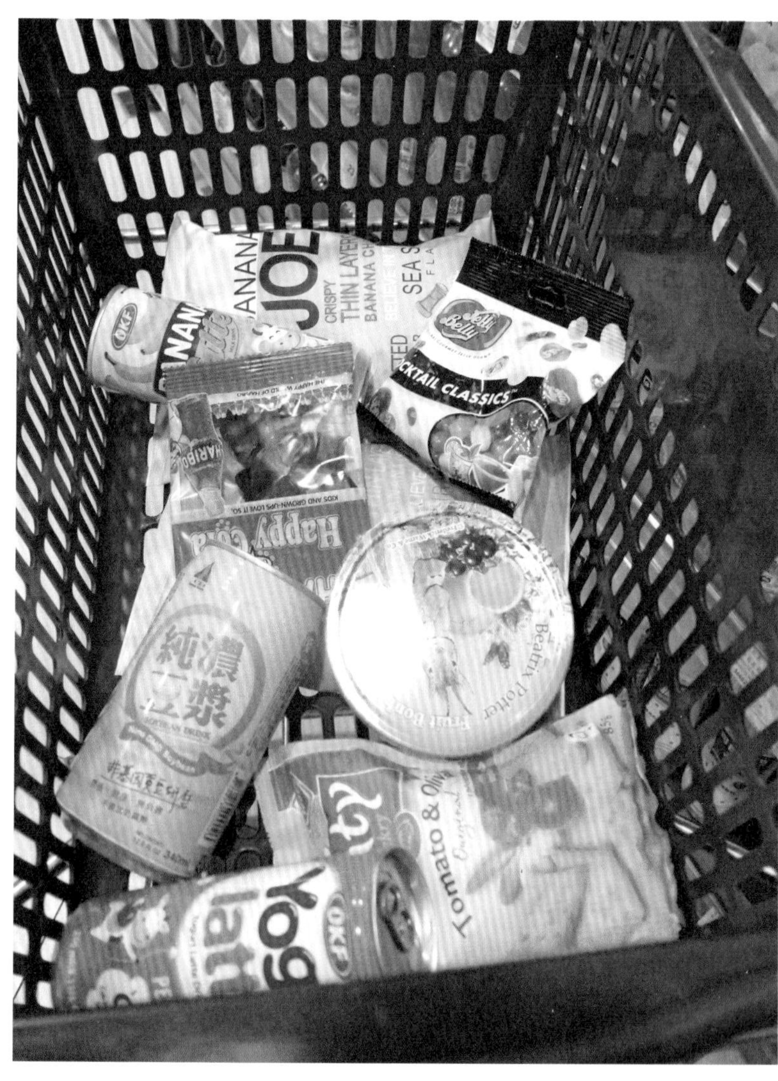
JOE
CRISPY
THIN LAYER
SEA S
Jelly Belly
COCKTAIL CLASSICS
HARIBO
KIDS AND GROWN-UPS LOVE IT SO.
Happy Cola
濃純豆漿
OKF
Beatrix Potter
Tomato & Olive

01

基改新聞連環爆

新聞告訴我們的事

二〇一四年年底，媒體免不了臚列國內外年度新聞回顧專題，從遴選出來的十大國內新聞或十大新聞人物，到聚焦於個別議題，如：十大環境新聞、人權新聞、棒球新聞、性別平等新聞⋯。

當時，台灣社會剛經歷一場翻轉地方政治版圖的選舉。在選戰期間，許多志工家長參與了從九月底起、持續進行六十天的「要求候選人簽署基改食材退出校園午餐承諾」公民行動，最終獲得一六六位候選人支持，共有包含十二位縣市首長等八十一位當選，從結果而言是一場漂亮的戰役。選後，幾位志工以個人身分組成「校園午餐搞非基」志工團隊，持續關注各縣市的非基改校園午餐政策發展。

二〇一四年，也是台灣食安風暴迭起、對於吃進甚麼東西人人自危的一年，由媒體舉辦的代表字活動，竟然是「黑」字當選，而網友票選的「餿、油、怒、食、假、偽、混、怨、崩」等字緊接在後，顯然與黑心油品等重大食安事件所引起的憤怒不安有關。在這樣的背景下，年度的回顧與展望，和飲食生活密切相關的基因改造食品議題實在沒有缺席的道理。上網查詢後發現，過往並無以此為主題的年度事件整理，因此，台灣首度以基因改造為主題的年度新聞票選行動就此展開。

首先，我們從「法令」、「產品」與「社會行動」等三面向各自列出五條重要新聞，在十二月十六日至三十一日為期兩周的活動期間，邀請自願參與的民眾上網，從十五條新聞中票選出十大事件。從入選的結果來看，二〇一四年無疑是法令制定與社會行動爆發的一年。

從「法令」面向來看，《食品安全衛生管理法》於二〇一四年二月初修正通過後，首度將基因改造食品納入規範，囊括基因改造原料之包裝食品、食品添加物及散裝食品的強制標示制度、基因改造食品原料業者的查驗登記制度，以及基因改造原料之食品輸入業者的追溯追蹤系統。

在「公民行動」上，全球烽火四起。二〇一三年五月，由一位美國素人母親 Tami Canal 發起的「反孟山都大遊行」（March Against Monsanto, MAM），包含台灣等國際各大城市群起響應。二〇一四年五月，全台更首度完成北、中、南串聯聲援行動，訴求基因改造食品退出校園。就在台灣民意反對基因改造食品高漲的時刻，跨國農企公司孟山都（Monsanto）行政副總裁藉學術名義來台拜會衛生福利部，交流食品安全政策。之後，沒想到食品藥物管理署竟花費公帑刊登大篇幅宣傳基因改造食品安全無虞的廣告，隨即引來各方抨擊。

反觀「產品」方面，只有一條新聞入選前十大項目，即為高雄屏東的本土非基因改造大豆復興行動。不過，與民眾生活息息相關的其他新聞報導或廣告，可看出非基因改造黃豆作物和產品的市場活絡，如台糖推出本土非基因改造黃豆引發民間搶購風潮，食品大廠高調請藝人代言非基因改造盒裝豆腐等，突顯消費者意識崛起之後，非基因改造食品已然成為廠商的兵家必爭之地。

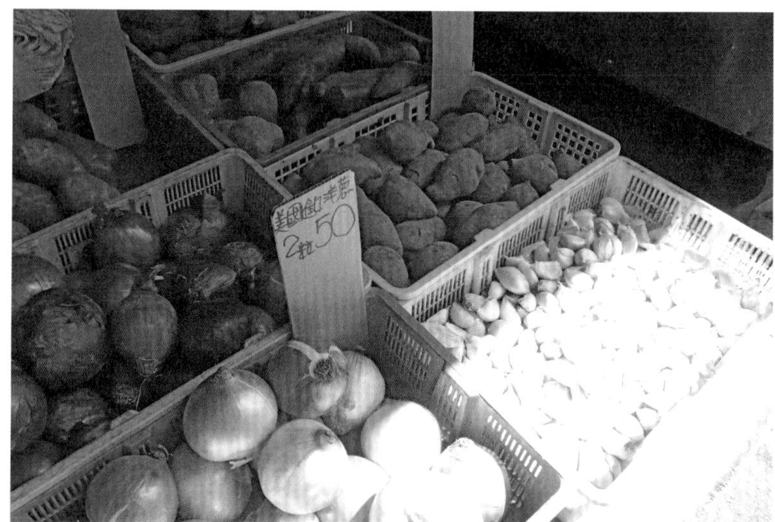
美國進口洋蔥
2粒50

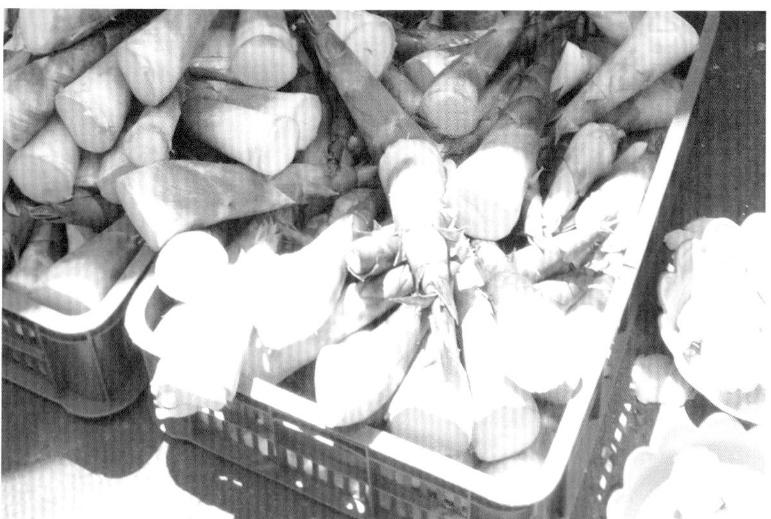

2014 年台灣十大基改新聞

名次	新聞報導	類別
1	基改食品退出校園搭上選舉熱，166 位候選人簽署承諾。	社會行動
2	響應全球反孟山都，民間遊行籲基改滾出校園。	社會行動
3	新版《食管法》三讀，基因改造食品原料入法。	法令
4	基改與非基改的玉米黃豆，今年十月起將有專屬貨號。	法令
5	基改標示擴及食品添加物及散裝食品。	法令
6	孟山都副總裁來台拜會衛福部官員，被質疑介入決策。	社會行動
7	高屏復興非基改大豆。	產品
8	衛福部擬將非基因改造食品原料之非故意摻雜率由現行 5%下修至 3%。	法令
9	食藥署登廣告護航基改食品遭民團駁斥。	社會行動
10	彰化縣長魏明谷承諾適度增加午餐費用，採購在地食材推動校園非基改。	社會行動

2014 年台灣十大基改新聞（未入選）

新聞報導	類別
高市抽查校園午餐黃豆製品，一件基改豆腐因標示不符遭罰。	法令
大漢率先推「單一品種」非基改豆腐。	產品
台糖自產非基改本土黃豆開賣。	產品
中國基改稻米流竄 政府稱未進口台灣。	產品
非基改黃豆台南 10 號 高產抗病。	產品

ⓘ 投票日期：2014 年 12 月 16 日至 31 日／資料來源：校園午餐搞非基

完成二〇一四年的年度票選行動後，從二〇一五年開始，「校園午餐搞非基」行動團隊著手整理每月國內外資訊，蒐羅編譯基因改造作物與食品的重點新聞並定時公布，期盼提供淺顯易懂的基因改造議題資料庫，並持續邀請民眾參與。

綜觀二〇一五年一月至八月的基因改造食品新聞事件，顯示全球消費者的非基改意識持續高漲。最顯著的張力在於，雖然國際組織對基因改造作物常用的農藥提出致癌風險警告，但跨國農企公司仍不死心地繼續推出新型基因改造作物，並持續透過國際政治行動進行遊說工作。

世界衛生組織（World Health Organization, WHO）轄下國際癌症研究署（International Agency for Research on Cancer, IARC）發表報告，指出嘉磷塞（glyphosate）恐有致癌風險，將其列為 2A 等級的致癌物質，而全球普遍種植的耐嘉磷塞玉米及黃豆，被認為是此除草劑濫用的主要元兇。為此，美國環保署首度鬆口表示，可能會開始檢驗除草劑的殘留問題，而深受基因改造作物噴灑過多農藥之苦的阿根廷，則有三萬名醫界人士連署要求禁用。

反對基因改造作物與食品的消費者覺醒行動，已成為一股無法忽視的政策壓力。在美國，吵得沸沸揚揚的基因改造馬鈴薯及蘋果，於二〇一五年三月終於經食品藥物管理局（Food and Drug Administration, FDA）核准上市，引起消費者與民間團體一致反彈。而麥當勞等速食業者則表示，目前沒有計畫採用此新品種的基因改造產品；美國嬰幼兒大廠亞培公司，為回應公眾需求，於二〇一五年推出首支非基因改造配方奶粉；已經研發多時的基因改造鮭魚，近兩、三年數度傳聞可能上市，但仍然未通過主管機關的審核。

在歐洲，跨大西洋貿易與夥伴投資協議 Transatlantic Trade and Investment Partnership（TTIP），引起各國關心基因改造食品安全的民眾與團體群起抗議，擔心美國基因改造農作物將會大舉傾銷進口。對此，歐盟委員會一方面發布新法，允許各成員國自訂基因改造食品的輸入標準或限制，但同時核准十七種新的基因改造食品與飼料授權，憂心基因改造風險的人士抨擊歐盟有暗渡陳倉之嫌。到了八月，拉脫維亞與希臘正式引用歐盟新制，宣告境內禁止種植基因改造作物，蘇格蘭與德國也宣布擬維持種植禁令。

在全球，國際 MAM 反孟山都行動邁入第三年，包括台北、台中及高雄等約有四百多個城市參與響應。六月，天主教教宗方濟各發布全球注目的通諭——《願祢受讚頌》，文中直指基因改造等當代科技的問題牽連甚廣，十分複雜，需要更多反思與研究。

而在台灣，食品藥物管理署經過半年討論與修改，歷經四次版本，正式公告基因改造食品標示新制。散裝食品自二〇一五年七月一日起分三階段實施，食品添加物與包裝食品，則從二〇一五年十二月三十一日起開始落實標示。自此，絕大多數食品中只要含有基因改造食品原料就須標示，且高層次加工品（醬油、沙拉油及玉米糖漿）也必須加註說明，而第一時間未列入規範內的餐廳業者，在「直接供應飲食場所之食品含基因改造食品原料標示規定」中納入管理，明訂於二〇一五年年底前實施。

標示新制公告的關鍵時刻，美國麻省理工學院學者Seneff博士、台灣大學管理學院瑞典籍學者葛明伊（Garvi）博士、台灣大學農學院郭華仁教授及各地倡議行動者齊聚台北，於「基改爭議與糧食的未來」國際研討會中，共同發想全球化浪潮下的基因改造科技問題與未來糧食困境的解決之道。中央通訊社也即時推出全球基因改造作物與食品的專題系列報導，足跡橫跨美國、巴西、歐洲、非洲、印度和台灣，探討各國面對爭議時的政策思考與消費者態度。

基因改造食材退出校園午餐行動在各縣市則有程度不一的進展。台南市以公文要求各校招標時，應使用非基因改造玉米與黃豆；高雄市透過新聞稿表示，已有九成七的學校使用非基因改造豆製品；台北市授權各級學校，以十元漲幅為限，鼓勵增加午餐中非基改食材的使用量；另外桃園及台中市則採取補助方式；而基隆市將有八所學校於九月新學年度試行非基改午餐政策。民間團體更於開學前夕發起寫信給縣市長行動，藉由民意信箱回函，追蹤各縣市非基改校園午餐政策的落實進度。

食品業者也是動作頻頻。金蘭、萬家香等醬油業者推出數款非基因改造醬油；台糖公司生產的非基因改造黃豆，比起去年加碼四倍，以應付市場需求；西螺農會契作本土黃豆，作為製作豆皮之原料；許多老牌味噌、豆腐乳、蜜豆奶等製造廠商，都紛紛以「非基因改造黃豆」來做廣告宣傳訴求。

綜觀二〇一五年前八個月八十一項與基因改造議題有關的新聞事件來看，不僅台灣，國際上對於基因改造作物與食品的疑慮日深，政府、業者與民間消費者對此均積極採取行動並做出回應。

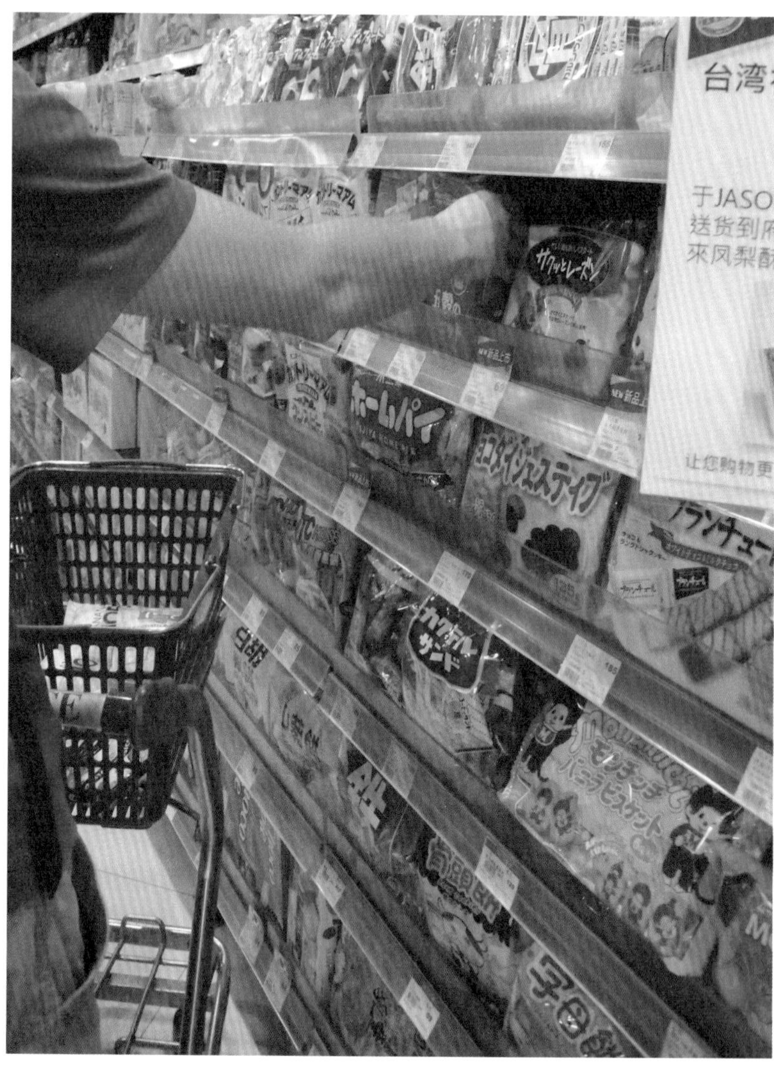
台湾
送货到
ホームパイ
カクテル
サンド

2015年一至八月重要基改新聞

二〇一五年八月

．河川被汙染，美國華盛頓州城市控告孟山都。
．蘇格蘭與德國擬宣告維持基改作物種植禁令。
．食藥署公布新制，餐廳納入基改食品標示管理範圍。
．農業基因改造科技管理制度意見蒐集平臺上線。
．民團發起寫信給縣市長行動，詢問非基改校園午餐政策進度。
．孟山都收購先正達案，宣告破局。
．拉脫維亞與希臘，成為歐盟首批確定禁止種植基改作物的國家。

二〇一五年七月

．福壽公司盛大參展台北寵物用品展，主打飼料使用在地非基改食材。
．基隆八所國小九月試辦非基改午餐。
．基改動物製藥踩煞車，歐盟撤銷多項專利改版。
．台中市府推行非基改大豆契作計畫，預計提供做為營養午餐食材、豆漿試喝及老人供餐之用。
．雲林縣府加碼補助玉米、大豆契作。
．Pollster 波仕特線上市調，七成五受訪者表示拒吃「基因改造食物」。
．餐廳賣基改腐皮、玉米，年底強制標示。
．美國參議院通過闇黑法案，美國基改標示行動的重大挫折。
．追溯來源和產地，國產雜糧夯。
．追溯加上強制檢驗，食安兩項重要政策七月三十一日上路。

二〇一五年六月

・衛福部預告十大類食品業者自七月三十一日起實施食品追溯追蹤制度。
・先正達拒絕孟山都公司的最新收購提議。
・不敵政治及群眾壓力，TTIP 臨時喊卡。
・基改油菜棉花浮檯面，悄獲許可。
・教宗發表通諭《願祢受讚頌》，給孩子一個甚麼樣的世界？
・搖滾巨星尼爾楊發表反基因改造宣言。
・談基改，毛揆：協助合法業者解決問題。
・新竹市教育處說明學校午餐使用有機與非基改食材的實施期程。
・中央社通訊社發表基改專題系列報導。
・瑞士零售業者龍頭 COOP 與 Migros 停止販售任何含嘉磷塞的產品。
・七月一日起，台灣基改食品標示新制正式上路。

二〇一五年五月

・北市議員要求市府將學校午餐改為非基改。
・孟山都就擬議收購先正達發表評論。
・柯文哲考慮修改台北市學校午餐非基改政策。
・食藥署抽查包裝食品基改標示近一成不合格。
・預告訂定「基因改造飼料或飼料添加物許可查驗辦法」。
・台灣連續三年參與全球反孟山都遊行。

・台中市府響應非基改餐桌理念。
・各國學者齊聚台灣參與「基改爭議與糧食的未來」國際研討會。
・雲林半數校園午餐將聯合採購在地與非基改蔬果。
・WWF：歐洲人吃的黃豆九成是隱藏版飼料豆。
・食藥署公告修正「包裝食品含基因改造食品原料標示應遵行事項」、「食品添加物含基因改造食品原料標示應遵行事項」及「散裝食品含基因改造食品原料標示應遵行事項」等三項規範。
・美國嬰幼兒大廠亞培公司推出首支非基改嬰兒配方奶粉。

二〇一五年四月

・桃園市學校營養午餐天天安心食材。
・雙北團膳業者建立食材把關平台，首波鎖定非基改黃豆。
・田間試驗未過，本土基改木瓜研究二十年劃上句點。
・基改種子難管控，香港近七成木瓜為基改作物。
・阿根廷三萬醫界人士要求禁用嘉磷塞。
・基改流言又起，美國小麥協會自清。
・美環保署：可能得開始驗除草劑殘留。
・高市發布新聞稿，提供孩子無基改校園飲食。
・長庚大學教授發表「豆漿白皮書」，傳遞食安知識。
・與 TTIP 唱反調，歐盟允許各成員國自訂基改食品進口標準。
・台中市營養午餐補助預算未編，遭議會退回重新編列。
・尼加拉瓜政府關切除草劑「嘉磷塞」的致癌問題。

二〇一五年三月

- 醫師批評：手搖飲料加基改糖漿免標示。
- 台中市府補助五元，學校午餐增加在地與非基改食材。
- 基改食品退出校園，教育部支持修法列管。
- 新竹市營養午餐減少使用基改食材，農地不種基改作物。
- 台北市學校午餐漲價十元為限，增非基改食材。
- 台北市餐盒食品商業同業公會：漲五元，全面供應非基改黃豆與玉米。
- 新竹縣家長：要求校園午餐提供環境友善、地產地消與非基改食材
- 基改馬鈴薯與蘋果，美核准上市。
- 國際癌症研究署表示：除草劑年年春有致癌風險。
- 基改小麥汙染官司，孟山都與美七州農民和解。

二〇一五年二月

- 基改食品標示新制，今年六月起上路。
- 美國核准基改蘋果商業種植。
- 台南市營養午餐在地食材比例提升至 15 %，基改食品禁入校園。
- YAHOO 時事民調顯示七成三民眾會特別挑選非基改食品。
- 義美高總經理：「政院領軍基改作物種植是錯誤政策宣言」。
- 義美批基改政策，農委會：僅進口飼料用。
- 基改食品原料輸入業等八類業者應建立食品及相關產品追溯追蹤系統。
- 吃在地，西螺農會將契作黃豆製豆皮。

· 台糖非基改黃豆今年備貨加碼。
· 二〇一四年全球基改作物面積一·八一五億公頃，年增率為 3.61 %。

二〇一五年一月

· 金蘭食品宣布將旗下六支醬油品牌改使用非基因改造黃豆原料。
· 政院領軍，攻基改千億市場。
· 《飼料管理法》修正案三讀通過，基改飼料納入源頭管理。
· 農地免休耕，本土新品種非基改大豆，助升雜糧自給率。
· 營養午餐，台北市家長：要用非基改、增有機蔬菜。
· 北市創先例，散裝、基改食品須標產地。
· 二〇一四年台灣十大基改新聞，「候選人承諾校園午餐非基改」最受關注。
· 食藥署轉彎，基改標示改二〇一五年中實施。
· 【特別推薦】上下游新聞市集專題——《農安到食安 請問縣市長》。

ⓘ 資料來源：校園午餐搞非基

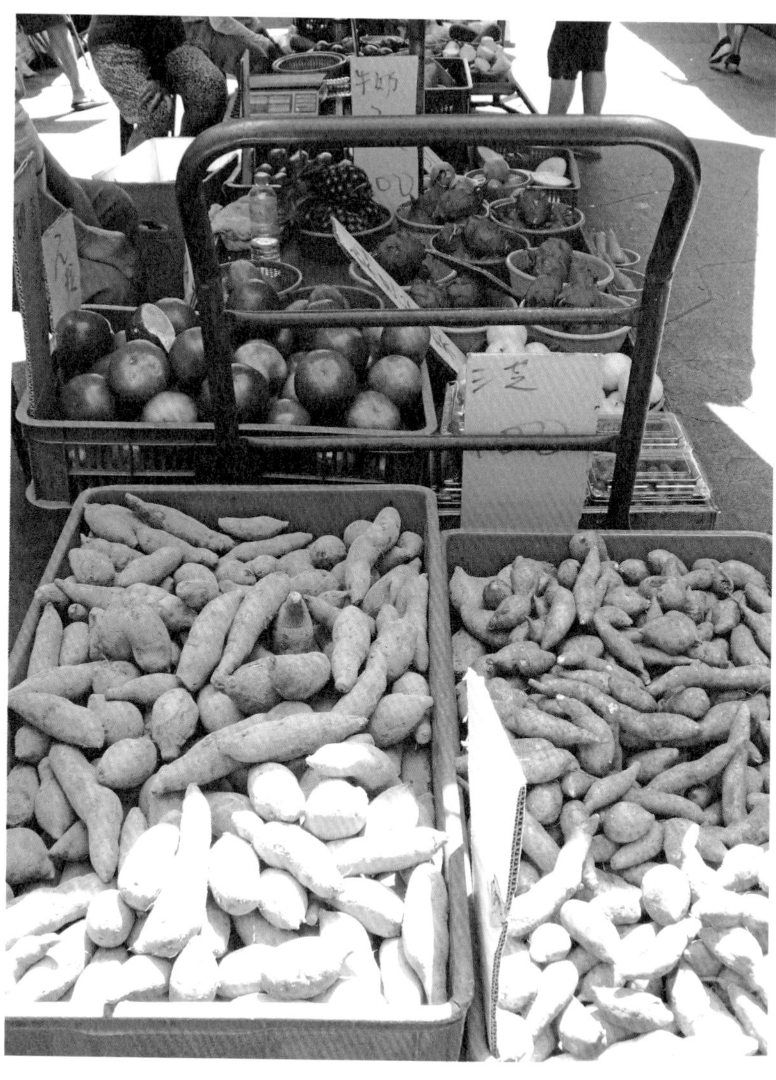
牛奶

02

台灣基因改造食品大調查

隱身於三餐的基改食品有哪些？

談到基因改造食品，腦海中出現的第一個畫面是什麼？豆腐、豆漿、豆干或豆皮這些黃豆加工製品，還是玉米粒、玉米餅與飲料中的玉米糖漿？這些答案都正確。不過，生活中可能出現的基因改造食品數量和種類，恐怕遠遠超過一般消費者的想像。

依照食品藥物管理署「基因改造食品管理專區」網頁上所公布的資料，二〇一四年商業化種植且已經在國際市場上流通販售的基因改造作物種類，有黃豆、玉米、棉花、油菜、甜菜、苜蓿、木瓜、南瓜、茄子等，美國農業部於二〇一五年還通過了基因改造馬鈴薯及蘋果的商業種植申請。意即，排除正在實驗室研發或核准通過卻未上市的基因改造作物之外，這些都是民眾真正有機會在田間看到、在貨架上買到、在餐桌上吃到的食物來源。

「這些在台灣都有嗎？」許多人立即反應，自然是因為關心生活周遭是否已經出現這些基因改造食品。

答案是有些已經在台灣流通販售多年，有些尚未進口。

台灣民眾可於「基因改造食品管理專區」網頁上找到官方資料。食品藥物管理署在專區裡公布了我國流通的基因改造食品項目，截至目前為止，我國基因改造食品原料查驗登記許可的有黃豆、玉米、油菜與棉花，都是在國外開發種植的品種。

依據二〇一五年五月十九日食品藥物管理署食品組科長周珮如接受媒體訪問時表示，「去年立法院修訂食安法時，針對基改產品重新審視，比照國際制度，全面開放，前提是得經過查驗登記審核。無論是基改棉花或是基改油菜，申請使用的產品都是油品。基改棉花可以淬煉棉籽油，油菜可提煉芥花油，民眾未來可在賣場中見到。」

因此，台灣民眾以前多半只需留心黃豆與玉米是否為基因改造的食品原料，現在要加上棉花與油菜這兩項。

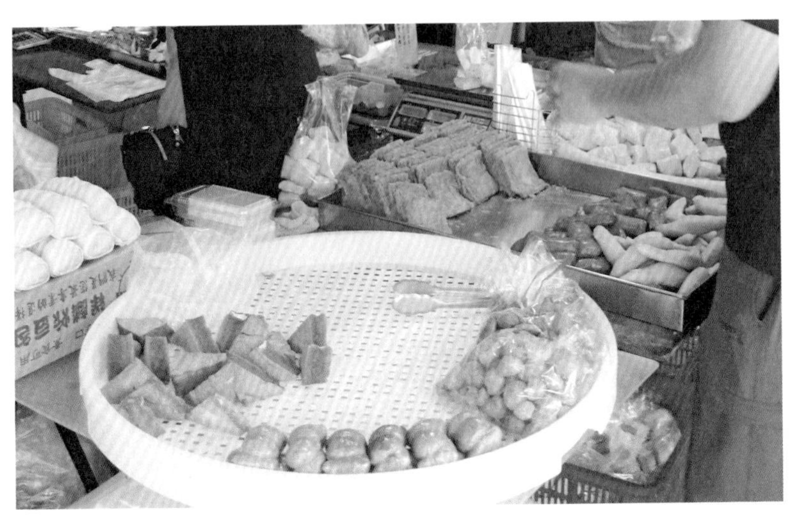

本書第二章中，將針對我國開放核准進口的基因改造食品原料種類及查詢辦法，做詳細的說明。

想知道生活中到底有那些基因改造食品？實際到市場、超商、賣場和餐廳走一圈，看看黃豆、玉米、棉花與油菜等基因改造食品原料隱身在哪些產品當中。

便利商店的油豆腐與泡菜鍋便當——標籤上的黃豆相關原料，基改標示不清楚

傍晚五點多，便利商店裡擠滿吃飯讀書聊天的人，孩子與年輕人居多。我本來應該買了東西就閃人，不過店裡瀰漫的食物香味和熱烘烘的人氣，總有一種讓人無端流連的氛圍。五、六年級的小男生買了關東煮配可樂；穿制服的國中男生女生圍著一桌子的便當、飯糰、洋芋片和飲料，嘰嘰喳喳；兩個高中生分享剛從微波爐拿出來的泡菜鍋，還舉起手機自拍。

看看泡在湯汁裡的關東煮，貨架上也有盒裝的蘿蔔、杏鮑菇、黑輪、油豆腐等等⋯，隨手

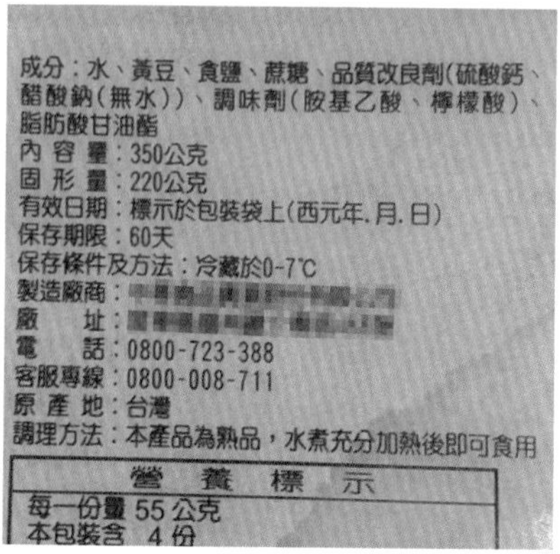

成分：水、黃豆、食鹽、蔗糖、品質改良劑(硫酸鈣、醋酸鈉(無水))、調味劑(胺基乙酸、檸檬酸)、脂肪酸甘油酯
內 容 量：350公克
固 形 量：220公克
有效日期：標示於包裝袋上(西元年.月.日)
保存期限：60天
保存條件及方法：冷藏於0-7℃
製造廠商：
廠　　址：
電　　話：0800-723-388
客服專線：0800-008-711
原 產 地：台灣
調理方法：本產品為熟品，水煮充分加熱後即可食用

營　養　標　示
每一份量 55 公克
本包裝含 4 份

圖1／校園午餐搞非基行動團隊提供

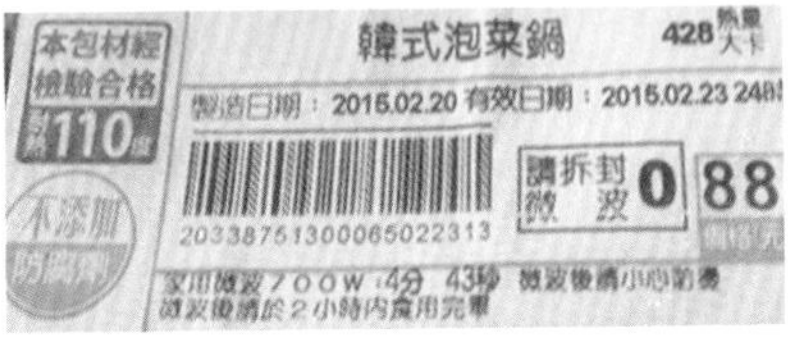

拿起「油豆腐」讀著成分標示，「水、**黃豆**、棕櫚油、**大豆油**、**芥花油**、食鹽、品質改良劑、焦糖色素、調味劑和乳化劑」。琢磨著「黃豆、大豆油與芥花油」等三項成分可能與基因改造有關，但完全沒有任何標示。

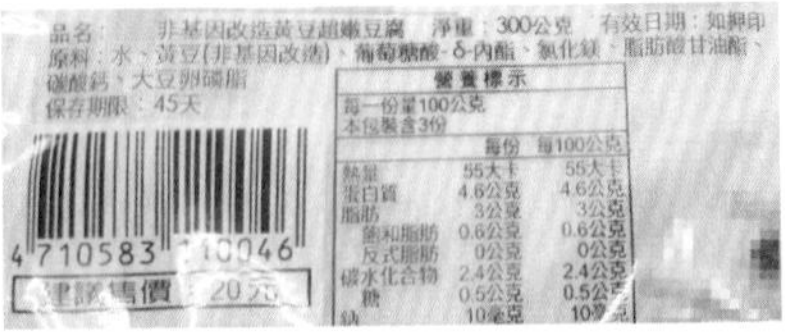

放在一旁的超嫩豆腐，成分標示上寫著「水、**黃豆（非基因改造）**、葡萄糖酸—δ—內酯、氯化鎂、脂肪酸甘油脂、碳酸鈣、**大豆卵磷脂**」。黃豆清楚標示為非基因改造，但大豆卵磷脂則無標示，其中的差別在哪裡？

而剛才被當作自拍背景的韓式泡菜鍋，裡頭都有豆腐，至少是看起來像豆腐的食材，成分標示上會寫些什麼呢？

但是，成分標示貼在塑膠盒的下方，要看的話必須翻轉過來，擔心把人家的便當弄糊了賣相難看，也不好意思在大庭廣眾之下把盒子舉高高由下往上看那張密密麻麻小紙條，最後決定，既然是田野調查就應當核撥合理經費支出，毅然買了八十八元韓式泡菜鍋回家。

韓式泡菜鍋的成分標示足足有十一行半，內容依序包括：綠豆澱粉、馬鈴薯澱粉、葡萄糖酸內酯、氯化鎂、脂肪酸甘油酯、乳化劑（碳酸鈣、**大豆卵磷脂**、矽樹酯）、大白菜、洋蔥、米、**黃豆芽**、豬肉、青蔥、金針菇、**大豆油**、豬油、蒜、蔥、魚漿、蔗糖、食鹽、味霖、黏稠劑（醋酸澱粉，磷酸二澱粉）以及剩下八行夾雜中文罕見字、英文字母和數字的成分。

3

營養標示每100公克，熱量69大卡，蛋白質4公克，脂肪1公克，飽和脂肪0．2公克，反式脂肪0公克，碳水化合物11公克，鈉312毫克

品名：韓式泡菜鍋

成分：綠豆澱粉，馬鈴薯澱粉，葡萄糖酸內酯，氯化鎂，脂肪酸甘油酯，乳化劑（碳酸鈣，大豆卵磷脂，矽樹酯），大白菜，洋蔥，米，黃豆芽，豬肉，青蔥，金針菇，大豆油，豬油，蒜，蔥，魚漿，蔗糖，食鹽，味霖，黏稠劑（醋酸澱粉，磷酸二澱粉），飛魚卵，甜味劑（D-山梨糖醇液），調味劑（L-天門冬酸鈉，胺基乙酸，DL-胺基丙酸，5'-次黃嘌呤核苷磷酸二鈉，5'-鳥嘌呤核苷磷酸二鈉，琥珀酸二鈉），著色劑（紅椒色素，紅麴色素），蟹香料（香料，丙二醇，生育醇），麩醯胺轉胺酶，麥芽糊精，品質改良劑（醋酸鈉（無水），醋酸，葡萄糖酸δ內酯，檸檬酸鈉，焦磷酸鈉（無水），多磷酸鈉），酵素，昆布高湯（昆布，小魚干，白蘿蔔，洋蔥），韓國辣醬（辣椒粉，米，小麥粉，麥芽糖，食鹽），明膠，洋蔥粉，昆布粉，豬肉抽出物，酵母抽出物，干貝抽出物，糊精，焦糖色素，雞肉粉，雞汁，雞油，麵粉，胡椒粉，五香粉，魚肉（土魠，黑鯛，鮪魚）蛋白，葡萄糖，調味劑（檸檬酸，L-麩酸鈉），香料　※天候影響，蔬菜產量，品質不佳時將進行配菜更換　淨重：６２１公克　保存條件：請冷藏於０～７℃中

圖1、圖2、圖3／校園午餐搞非基行動團隊提供

以我的判斷，裡面與基因改造成分有關的是「大豆卵磷脂」與「大豆油」，也都沒有標示。

放下聚焦過度、讓人眼睛痠痛的塑膠便當盒，拆開倒進不鏽鋼鍋裡，放到爐台上加熱，一面攪動著這紅紅白白黏黏稠稠的食物，一面疑惑著自言自語：咦，那豆腐在哪裡？

後來，我打電話問便利超商的客服部門與委託製造的生產者，廠商告訴我，泡菜鍋裡的豆腐使用的是某品牌的非基因改造盒裝豆腐，但依現行法規可不標示。至於沒有看到「豆腐」二字，是因為成分標示方面，他們採用全成分展開的原則。

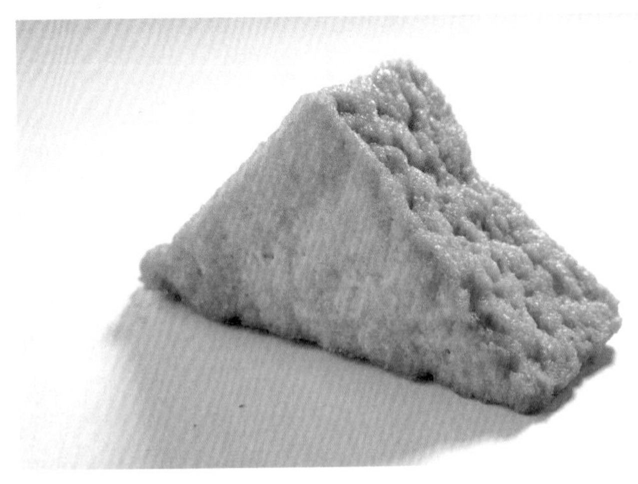

連鎖餃子館的玉米鍋貼和酸辣湯——餐桌上的豆腐菜色，是否非基改？

七月盛夏午後，過了吃飯時間，但必須找到有冷氣的餐廳填飽肚子。汗流浹背的走到巷口這家連鎖水餃店，人客進出絡繹不絕。

迅速畫好了點菜單，點了招牌水餃和酸辣湯。等待的時刻，正適合飲用冰豆漿來對抗燠熱無比的暑氣。

1

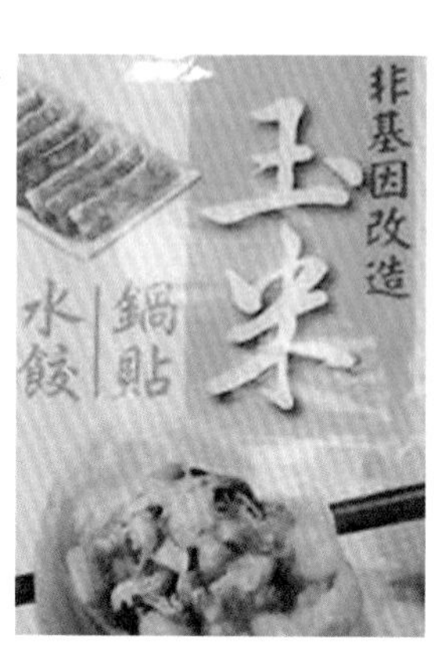

圖1／校園午餐搞非基行動團隊提供

坐回位置，環顧四週，猛然看到牆上張貼著海報，廣告新推出的玉米水餃鍋貼，除了黃澄澄的玉米是主角，並以醒目的紅字標示著「非基因改造」。我仔細地再看了看，沒錯！餃子皮薄不薄、Q不Q，肉餡肉汁多不多、鮮不鮮都沒提，這張偌大海報上宣傳的重點就只有——「非基因改造玉米」。

七百多家加盟店的企業，使用非基因改造玉米作為新產品的主打焦點，應當是看準消費者的需求，訴求健康安心等取向。如此規模的連鎖食品業者願意採取實際行動，參與非基因改造食品的推動，很值得鼓勵。我揣測著，既然水餃都強調非基因改造了，那麼製作豆漿和酸辣湯所使用的黃豆，也應該全面採用非基因改造原料了吧？但是豆漿隨手杯包裝上、菜單或冰箱前面都沒有說明和標示。

想知道答案，最快的方法就是開口問。

回想起一年多前，同樣在這家連鎖水餃店，我在冷藏櫃前問一位看來像是工讀生的大男孩：「豆漿是不是基因改造黃豆做的？」他一臉茫然，完全聽不懂客人說甚麼的模樣，當下讓我摸摸鼻子自動閉嘴。

一年多後的今天，或許會不同了吧？我決定試試運氣。剛好店裡人並不多，趁著水餃和酸辣湯送過來的機會，我拿著豆漿，指著酸辣湯，問在店裡工作的大姊：

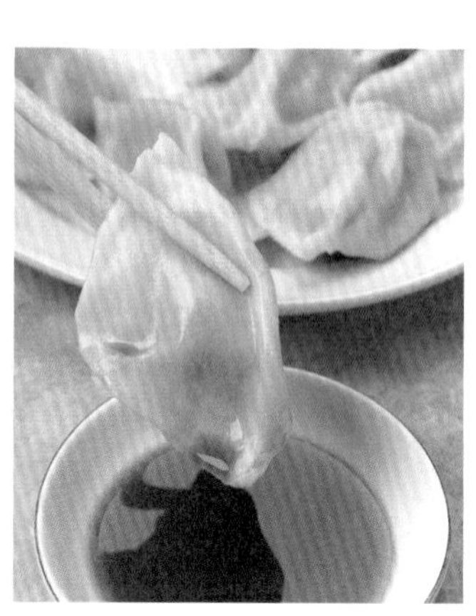

「請問豆漿和酸辣湯裡的豆腐，是基因改造的嗎？」

大姊很理所當然地說：「我們的豆漿是非基因改造的！妳可以上官網看我們公司的檢驗報告資料。豆腐也是大廠牌的盒裝豆腐喔！」

能得到這樣的答案，對於在意吃到基因改造食品的消費者而言，當然比較安心。不過，口說無憑眼見為真，基因改造或非基因改造從外觀看不出來，口感吃不出來，只能透過標示了解。

酸辣湯原料 [1]

成分	調味料
水	鹽
肉絲	糖
胡蘿蔔絲	味精
豆腐	鮮味炒手
香菇	胡椒粉
筍絲	香油
金針菇	烏醋
辣椒(朝天椒)	白醋
木耳	醬油
蛋	太白粉

回到家中，我打開電腦搜尋廠商官網，想證實店員大姊說的有沒有錯。

豆漿部分，果然很清楚的說明，並且在袋裝的包裝上印上「非基因改造」等字樣。

只是，當我查詢酸辣湯成分時[1]，雖然提供如順丁烯二酸等好幾項檢驗證明，成分也一一列出，卻沒有顯示豆腐成分中的黃豆究竟是基因改造或是非基因改造，這還真是有點傷腦筋。

颱風天就是要吃泡麵和零食啊，不然要幹嘛——發現疑似基因改造食品原料如影隨形

颱風來襲，停班停課一整天，在狂風驟雨中用泡麵配3C過颱風假，似乎是不少台灣人的習慣。趕稿中的我，自然也不能免俗的應景一下，買碗泡麵當中餐果腹。不過，大概沒有多少人會在滾水沖進蜷曲的麵體前，仔細瞧瞧包裝或封膜上的成分標示。如果真有人這麼做了，應該不難發現許多基因改造黃豆及玉米的蹤跡。

大乾麵（紅油擔擔風味）

麵身：麵粉、精製棕櫚油、樹薯澱粉、食鹽、**醬油**、品質改良劑（碳酸鉀、偏磷酸鈉、多磷酸鈉、磷酸二氫鈉、焦磷酸鈉）、羧甲基纖維素鈉、芝麻油、調味劑（L—麩酸鈉、DL—胺基丙酸、琥珀酸二鈉、5'—次黃嘌磷核苷磷酸二鈉、5'—鳥嘌磷核苷磷酸二鈉、檸檬酸鈉）、複方乳化劑（甘油、**精製大豆油**、**大豆卵磷脂**、脂肪酸聚合甘油脂）、混和濃縮生育醇（抗氧化劑）、關華豆膠、β胡蘿蔔素（含

精製葵花油、**大豆卵磷脂**）。

調味油包：精製豬油、精緻棕櫚油、辣豆辦醬（**大豆（基因改造）**、辣椒、小麥、食鹽）、紅蔥、辣椒醬（含食鹽）、花生醬、**醬油**、芝麻油、大蒜醬（含食鹽）、調味劑（L—麩酸鈉、5'—次黃嘌磷核苷磷酸二鈉、5'—鳥嘌磷核苷磷酸二鈉、琥珀酸二鈉、DL—胺基丙酸）、焦糖色素、豬肉抽出物（含糖、食鹽、醬油、蛋白質水解物（甜菜、馬鈴薯）、洋蔥、明膠、酵母抽出物、甘油、DL—蛋氨酸、磷酸二氫鉀、乾酪素鈉、香料、

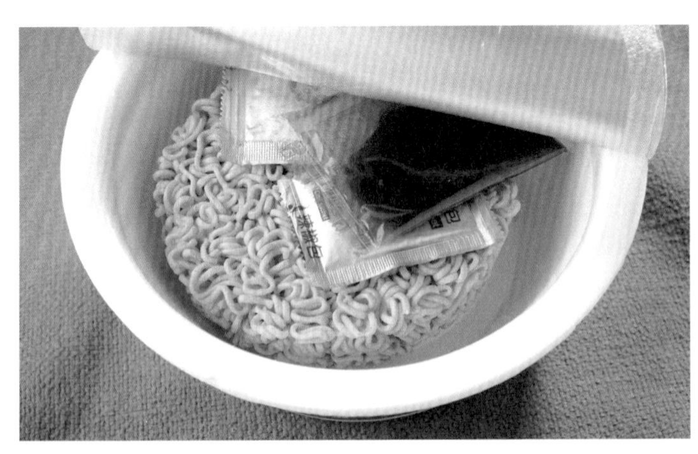

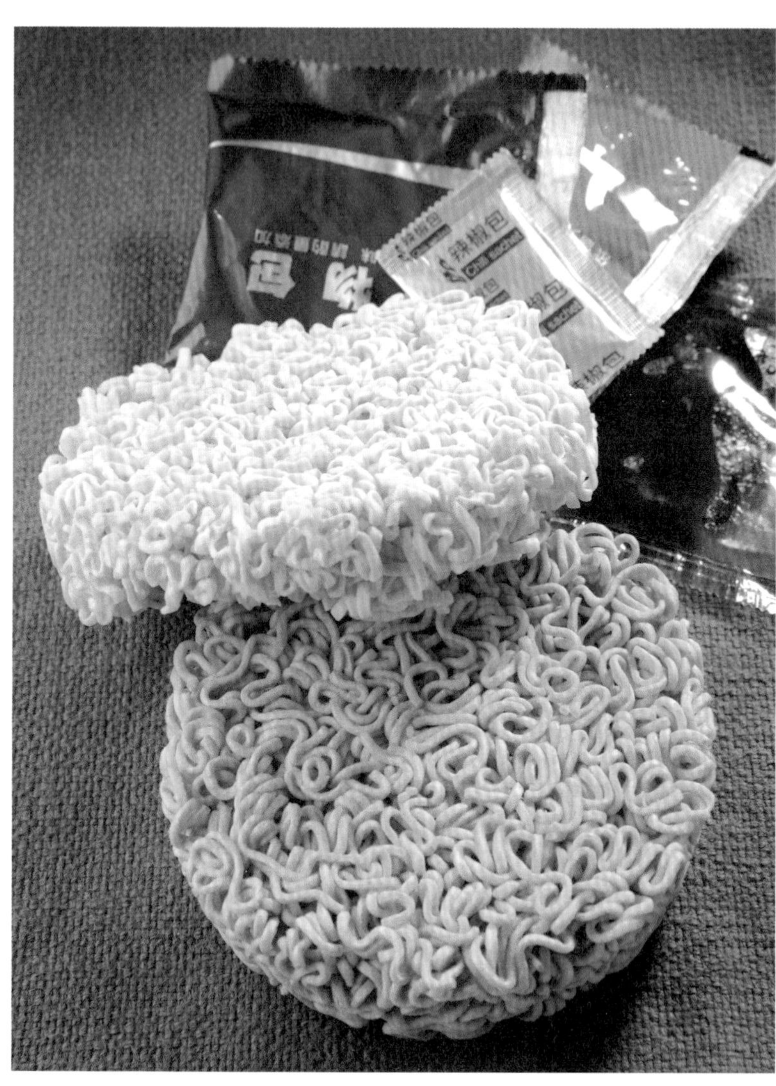
辣椒包

棕櫚油、豬油、奶油）、糖、辣椒抽出物（含葵花油）、混和濃縮生育醇（抗氧化劑）。

高湯包：水、烏醋、**醬油**、豬肉抽出物（含食鹽、精製豬油、L—麩酸鈉、琥珀酸二鈉、5'—次黃嘌磷核苷磷酸二鈉、**醬油**、洋蔥、胡蘿蔔抽出物、糖、焦糖色素、香料）、糖、食用酒精、調味劑（L—麩酸鈉、5'—次黃嘌磷核苷磷酸二鈉、5'—鳥嘌磷磷核苷磷酸二鈉、琥珀酸二鈉、DL—胺基丙酸、檸檬酸鈉）。

湯包：調味粉：食鹽、調味劑（L—麩酸鈉、DL—胺基丙酸、琥珀酸二鈉、5'—次黃嘌磷核苷磷酸二鈉、5'—鳥嘌磷磷核苷磷酸二鈉、檸檬酸鈉）、肉風味粉（精製豬油、蛋白質水解物（**大豆**）、乳糖、香料、氨基乙酸、L—天門冬酸鈉）、肉風味粉（蛋白質水解物（**玉米**、**大豆**、豬）、抽出物（酵母、豬、雞、蔬菜）、**醬油**、豬油、香料、焦糖色素、磷酸二氫鉀、糖、檸檬酸、奶油、**芥花油**）、沙茶粉（大蒜、花生粉、**黃豆粉**、蝦粉、紅蔥、糖、南薑粉、八角粉、芹菜粉、辣椒粉）、**玉米澱粉**、麥芽糊精、胡椒粉。

脫水實物：青蔥、海帶芽、蟹肉棒（魚漿、澱粉、糖、食鹽、蚵肉油、紅麴色素）、紅蘿蔔。

過敏原資訊：本產品含有牛奶、花生、蝦、蟹及其製品。（食物過敏者請留意）。

又辣又鹹的泡麵佐著窗外猛烈的風雨囫圇吞下，一邊反覆端詳這長串的成分表，很納悶除了辣豆瓣醬中的黃豆成分標明為基因改造之外，其他與黃豆及玉米有關的成分都完全沒有任何說明。

另外，大夥兒過颱風聊天玩牌看電視時，幾乎人手一包的零食、可樂、冰淇淋，空檔時若讀一下手邊的食品標示，會發現疑似基因改造食品原料如影隨形。

可樂汽水：碳酸水、**高果糖糖漿**、蔗糖、焦糖色素、磷酸、香料、咖啡因。

紅豆牛奶冰淇淋：水、麥芽糖、奶粉、椰子油、砂糖、紅豆粒、紅豆沙、乳化劑（脂肪酸甘油脂、**玉米澱粉**、葡萄糖、關華豆膠、刺槐豆膠、鹿角菜膠、**玉米糖膠**）、牛奶香料、紅豆香料、焦糖色素、食用色素（紅色六號、藍色一號）。

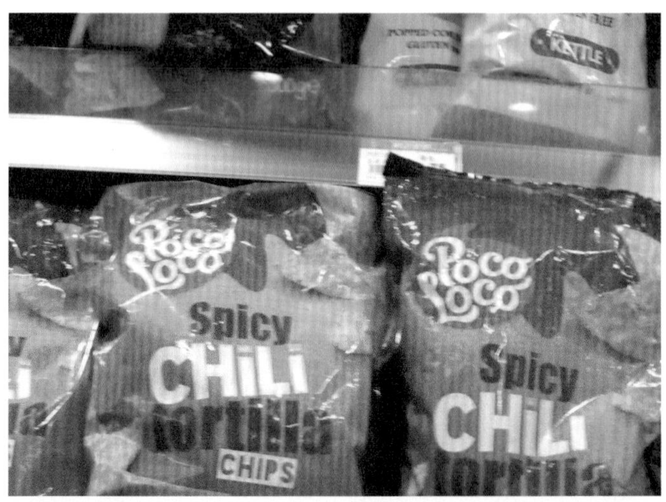

1

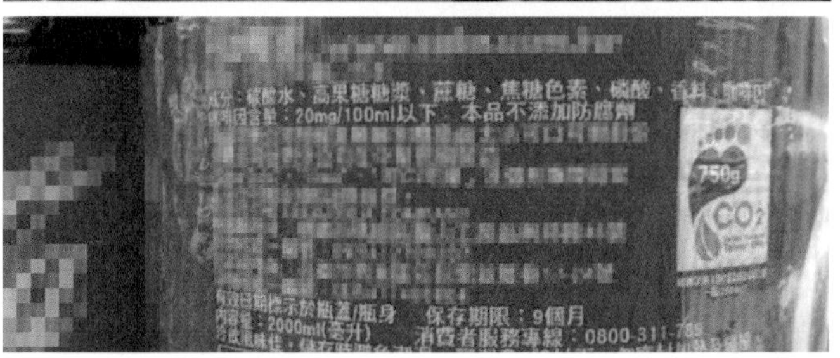

2

圖1、圖2／校園午餐搞非基行動團隊提供

給寶寶最好的嬰兒配方奶粉——選擇標示清楚的配方奶成分

食品藥物管理署宣稱，將禁止嬰兒奶粉以「開罐價」為促銷的搶客政策，這項政策引發極大反彈。網路上家長討論，政府剝奪了不得已使用配方奶的家長的「小確幸」，後來此項政策以暫緩實施的結果告終。撇開限制配方奶推銷手段是否真能促進母乳哺育的說法，為了孩子的成長發育，不少家長會多方比較配方奶粉的營養成分，但育嬰配方奶裡會不會也暗藏著基因改造成分？

這可不是危言聳聽，來看看前陣子的國際新聞。二〇一三年，美國市占率高達九成的三家知名嬰幼兒配方奶公司遭點名，在嬰兒食品當中添加基因改造成分，包括亞培心美力（Similac）、美強生 Enfamil 嬰兒奶粉和美國雀巢公司旗下品牌嘉寶（Gerber）配方奶粉。美國民間倡議團體發起抗議，要求這三家公司立即更改配方，不應使用任何基因改造食品原料。

以亞培公司為例，美國倡議團體分別在二〇一三年和二〇一四年的股東大會中提案，表決該品牌的心美力配方奶中是否應停用基因改造成分，或標示含基因改造，結果表決皆未通過，繼續生產供應未標示且含基因改造成分的配方奶粉，直到二〇一五年才推出首支非基因改造商品。雀巢公司出品的嘉寶配方奶粉等也引起爭議。據二〇一四年的報導，該公司在南非和歐盟出售的嬰兒食品產品為不含基因改造成分的配方，但在美國上架的貨品，則既不停用基因改造成分，也不予以標示。

據報導，兩款知名廠商所生產的大豆蛋白配方嬰兒奶粉，在美國奧勒岡州遭檢出含有抗除草劑的基因改造大豆成分。

走進賣場拍下育嬰配方奶粉成分標示：乳糖、植物油（精製棕櫚油、椰子油、**大豆油**、高油酸葵花子油）、濃縮乳清蛋白質（牛奶）、**大豆卵磷脂**、礦物質、藻油、維生素、**玉米糖漿固形物（植物）**……。然而，黃豆與玉米等基因改造食品原料內容，依然沒有任何基因改造成分標示。

1

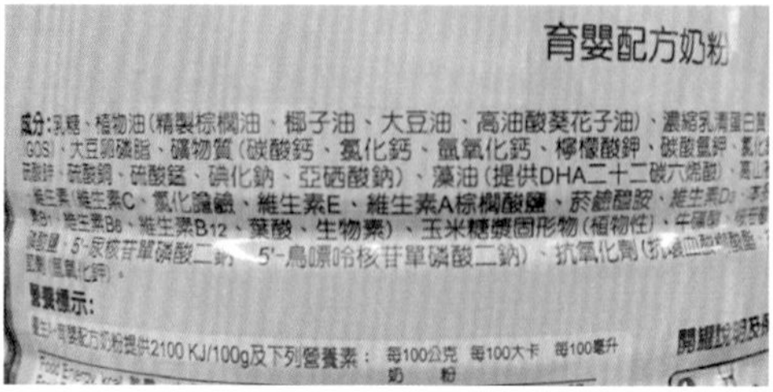

圖1／校園午餐搞非基行動團隊提供

不能沒「油」你——
多種食用油的原料是基改作物

台灣民眾這兩年可說是聞油色變，黑心餿水油事件把食不安心的疑懼推到極致。每天開門就得周旋於柴米油鹽裡的小老百姓們，一時之間對於買甚麼油，該怎麼吃感到十分焦慮。

油，剛巧也是四大基因改造作物——大豆、玉米、棉花和油菜的重頭戲。

原來以為台灣只有基因改造大豆與玉米在市場上流通，二〇一五年六月底，整理每個月的基改新聞事件時才驚覺，基因改造的棉花與油菜已悄悄獲得輸入台灣的許可。上網查詢相關資料，九種基因改造棉花與四種基因改造油菜已通過衛福部審查核可，進口用途為「油品」，由孟山都、拜耳和先正達等三家公司研發生產。棉花可以提煉棉籽油，油菜籽為芥花油原料的來源，估計目前已經進入台灣的食品工業供應鏈當中了。

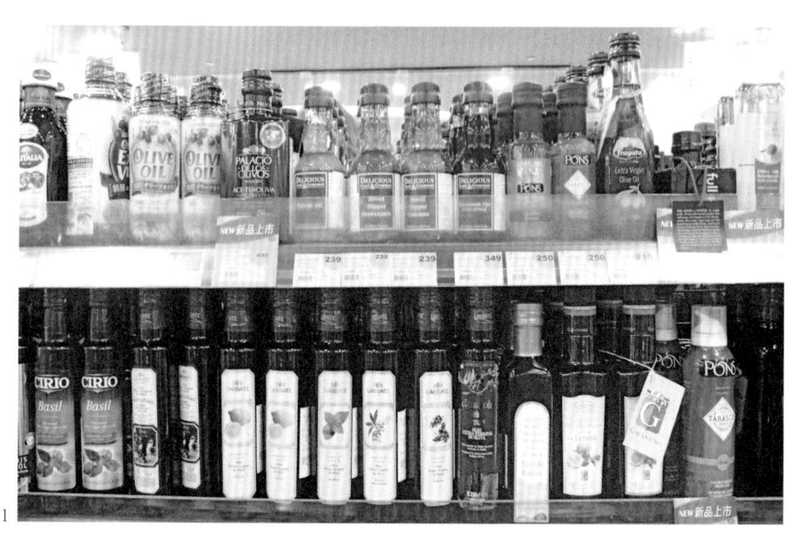

1

走進超市賣場，貨架上一整排的油品五花八門，該如何區分基改與非基改產品呢？由於油品屬「高層次加工品」，根據基改標示新制的三階段實施時程計算，至二〇一五年十二月三十一日前都無需標示，在此之前無法透過標示來辨別。但是，製作玉米油、大豆油（或稱為沙拉油）的原料來源幾乎全無例外是基因改造作物，就算沒有標示，對許多民眾而言也是一般常識。

而棉籽油和芥花油呢？廠商目前沒說。理論上，自二〇一六年起，如果使用了基因改造的棉籽和油菜原料來製作產品，就算成品已不含轉殖基因片段或轉殖蛋白質，在包裝上須依相關規定註明「基因改造」字樣。

隨手拿起貨架上一款葵花與芥花調合油，仔細閱讀瓶身上的標示「葵花油、芥花油、大豆沙拉油」，這項商品中的大豆沙拉油幾可認定為基改來源，芥花油也不無可能。

圖1、圖2、圖3／校園午餐搞非基行動團隊提供

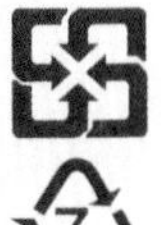

3

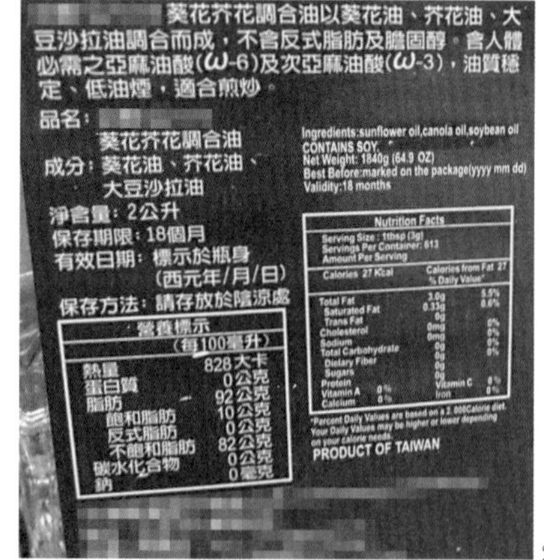

21

來到擺放大豆沙拉油的區域，在老牌子的商品旁看見一瓶菜籽油，原來也是芥花油的另一種名稱。

看完油品，繞到陳列區另一頭想買幾罐平常早餐吃的厚切鮪魚罐頭，罐身成分上明白寫著「鮪魚、**大豆油**、水、鹽、糖、L-麩酸鈉、**玉米糖膠**」，連魚罐頭也逃不過可能摻有基因改造食品原料的疑慮。

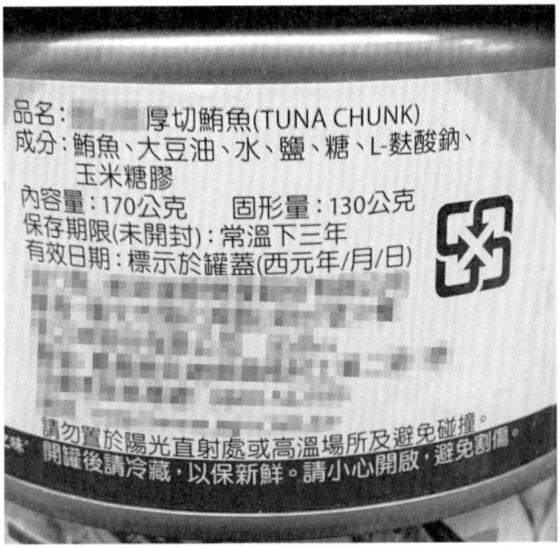

1

圖1／校園午餐搞非基行動團隊提供

基改小故事

CHIPOTLE——美國首家宣稱不使用基因改造食材的連鎖餐廳

美國一家名為 Chipotle 的連鎖墨西哥速食餐廳宣布，從二〇一五年四月二十七日起，飲料以外的所有餐點食材排除基因改造食品來源。該餐廳在二〇一三年即已率先標示產品中含有基因改造成分的食材，主廚總監兼創立人 Steve Ells 表示，這項措施希望可以改變人們對速食的看法，「速食」並不等同於含有廉價的成分、加工食品、添加物、色素香料等等食材內容。

Chipotle 連鎖餐廳的特點在於餅皮、餡料、肉品和醬料等都可以自行調配，相當受到美國年輕人歡迎。他們的賣點之一也在於強調食材來源安全、全食物利用、人道畜牧和環境友善農業等信念。

來到 Chipotle 官網，以 G-M-Over It 旗幟鮮明的昭告消費者他們反對基因改造食品的立場，同時也用相當淺白生動的資訊頁面，提供民眾基因改造和飲食教育內容。

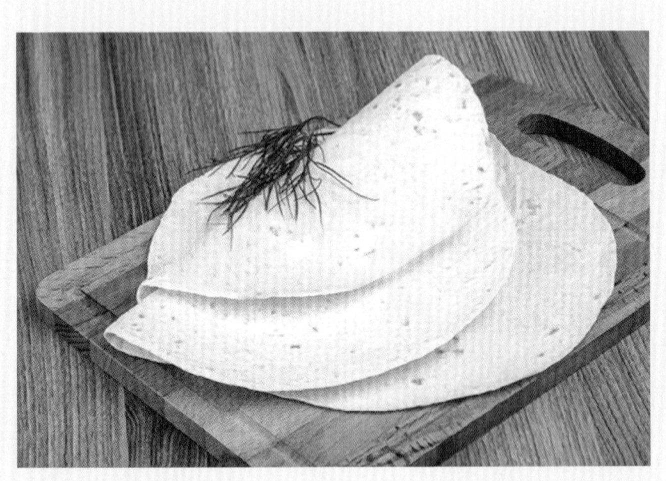

這家餐廳的官網上寫道，科學家目前正在研究人體食用基因改造食品的長期影響，雖然有些研究顯示基因改造食品安全無虞，但大多數的研究來自基因改造種子公司的資金贊助且未評估長期影響，還需要更多的獨立研究。由於種植基因改造作物會增加農藥的使用量，對當地環境生態造成傷害。Chipotle 認為每一個人都應該對他所吃的食物有足夠的知識，並決定如何去選擇，而 Chipotle 自我期許是一個提供非基因改造食材產品的地方。

墨西哥料理中最重要的玉米餅，Chipotle 採用非基因改造玉米粉製作。目前慣用的大豆油幾乎全來自基因改造黃豆，因此經過實驗和調整後，決定改用葵花油來炸薯條和玉米餅皮，米飯和拌炒烘烤蔬菜料理時則使用非基因改造米糠油。不過，Chipotle 也表示還有更多需要努力之處，例如許多分店提供的草飼牛肉並非來自食用非基因改造飼料的牛隻，而另一個要面對的艱鉅挑戰則是飲料，因為店內販賣的許多飲料含有高果糖糖漿，主要都來自於基因改造玉米。

Chipotle 的這項非基改聲明與行動，隨即獲得廣大迴響，或許也顯示在美國，消費者對非基因改造食材消費意識正逐漸高漲。

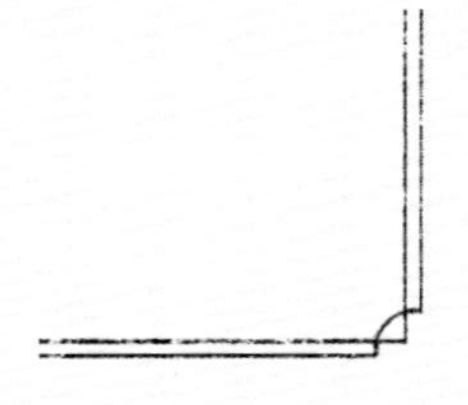

第二章

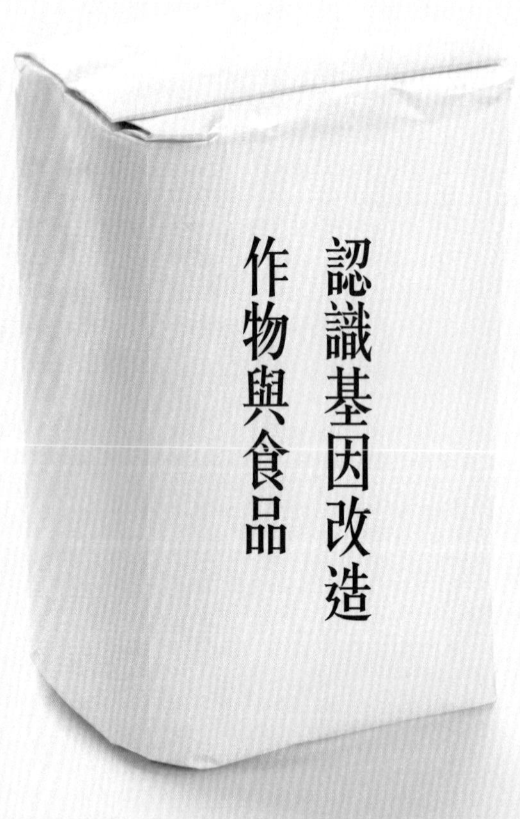

認識基因改造作物與食品

美國年輕導演Jeremy Seifert，在二〇一二年拍攝了一部討論基因改造食品安全的劇情紀錄片。畫面一開始，他隨機於街道上訪問過往路人知不知道什麼是「GMO」？只見受訪者紛紛走避，或者面對著鏡頭一臉疑惑：GMO？What？那是什麼？而當導演說出Genetically Modified Organism（基因改造有機體）這串字眼時，他們甚至跟著覆述一遍都有困難。

第一次看這部影片，心裡就納悶著，畫面中基因改造食品生產與消費大國的民眾，也未免無知的太誇張了吧？

不多久，恰巧有個機會在南部夜市擺攤，宣導基因改造食品議題與台灣民間行動，便直接複製電影中的實驗方式抽問來往民眾，結果不分男女老少，每個人或多或少都聽過「基改」或「基因改造」，有些人還熱心回應「我家都吃非基改豆腐和豆漿喔！」，也有些人會略帶疑惑地反問「聽說有很多食物像小麥、番茄或是彩色玉米都是基改的，食用基改食品會致癌，這是真的嗎？」

由簡單的市場調查結果來看，隨著日常生活中出現越來越多「非基因改造」、「非基改」或是「Non-GMO」的食品標示，比起目前還在努力推動基因改造食品標示的美國人民來說，台灣消費者對於基因改造顯然較為熟悉，但以民眾很難說出簡單又肯定答覆的情況來看，多半僅止於名詞上的認識。

其實這也極為正常。基因改造科技原本就是橫跨多項科技領域且本質上極為複雜的新興全球化議題，直到今日各界學者專家依然爭論不休，加上坊間新聞報導資訊紛歧，學術界、食品業者與民間消費團體的發言又經常意見相左，消費者不見得清楚理解到底什麼是基因改造作物或食品，而日常生活中吃下肚的食物又有哪些屬於基因改造品項。

這一章，我們將先從科學與法律上的定義，來釐清基因改造作物與食品的範疇。有了基礎認知之後，再透過圖表資訊，了解目前全球基因改造作物與食品發展，最後再回頭認識台灣基因改造作物與食品的實際情況。

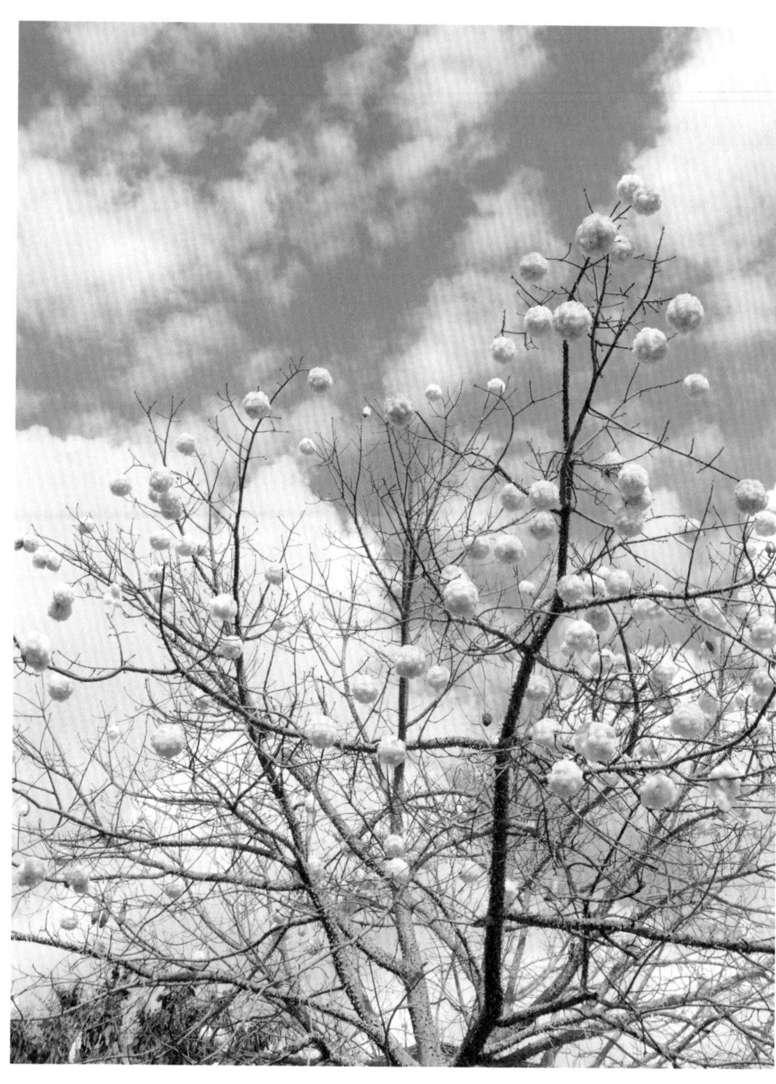

01

什麼是基因改造

基因改造的國際定義——飲食安全必知的關鍵密碼 GMO

一般我們常掛在嘴邊的「基改」或「GMO」，正式說法是「基因改造有機體」（Genetically Modified Organism, GMO）。

根據聯合國糧農組織和世界衛生組織所共同建立的國際食品法典委員會（Codex Alimentarius Commission, CAC）的定義：「基因改造生物是指基因遺傳物質被改變的生物，其基因改變的方式係透過基因技術，而不是以自然增殖及或自然重組的方式產生。」

看看歐盟的定義：「基因改造生物，係指除人類以外的生物體，其中的遺傳物質發生改變，但這種改變不是因為自然交配或自然重組而產生。」

以孟山都公司研發的耐嘉磷塞基因改造玉米來解釋，或許比較容易了解。

孟山都出品的許多基因改造玉米，主要特性是對全球普遍使用的嘉磷塞成分除草劑有耐受性，因此生產者在噴灑年年春農藥以去除雜草時，無須害怕對玉米造成傷害而受損死亡，耕種時施灑農藥也比傳統方式簡單許多。

不過，透過一般自然交配或自然重組的傳統育種技術，玉米不會突然出現抵抗某種除草劑的特性，必須透過基因工程方式才能完成，因此，此類玉米品種就稱之為基因改造作物或GMO。

在這裡先給大家一個小小的功課，猜猜看嘉磷塞除草劑是由哪一家公司所生產發行的產品呢？

基因改造不是傳統育種——自然界與實驗室裡有界限

一般來說，傳統育種是指將同一種作物的兩個品種透過自然交配或自然重組方式進行交配，用以獲得我們人類所需要的特性。例如，台灣水果品質享譽全球，除了地理位置處於亞熱帶的優勢之外，優秀的農業技術人員長期藉由育種方式進行品種改良工作，讓水果更甜、水分更多、肉質細緻及色澤美觀。

傳統育種與基因改造技術最大的不同點是，傳統育種的基因混合來自同種作物內不同品種，而不是讓基因在不同種的生物中進行移轉。

除了上一段談到的耐嘉磷塞基因改造玉米之外，具抗蟲特性的 Bt 基因改造玉米也很適合來解釋基改與傳統育種的根本差異。

Bt 是中文名為蘇力菌的細菌，它會產生一種造成特定蟲類消化道穿孔的 Cry 蛋白質，屬於一種生物性殺蟲劑，常被應用於有機農法施作上。根據這項殺蟲特性，遺傳工程學家就想到一個方法，透過基因工程方式，將 Bt 細菌基因轉殖至玉米，使得這整株玉米每天二十四小時都隨時在生產這種具有殺蟲功用的毒蛋白，如此農友就不需要再噴灑太多殺蟲劑。

耐嘉磷塞與 Bt 基因改造玉米的兩個例子，便是說明人類利用基因工程方式加速突破物種藩籬，創造自然界極為罕見的跨物種基因轉換過程，與傳統育種範疇截然不同。

然而，我們經常聽到某些擁護、甚至研究基因改造作物的專家學者，在新聞報導或課程講座場合上發表如下看法：「基因改造是精準的改變或嵌入某種基因，而傳統育種則是在不瞭解基因的作用之下隨便混合，可見基因改造就是廣義的傳統育種或品種改良。自古以來我們人類祖先一直在從事基因改造，不然以前的玉蜀黍又小又硬，根本不同於你現在吃的又大又甜的玉米。」

這種將基因改造美化成「進階、精準與高科技版的傳統育種」的說法，顯然與國際食品法典委員會或歐盟對基因改造的定義：「不是因為自然交配或自然重組而產生」或「不是以自然增殖及或自然重組的方式產生」相違背。至於為甚麼高舉基改科技大旗的學者們要刻意混淆基因改造的國際定義，其動機並不得而知。

當然也有科學家認為此項「跨物種的基因水平轉移」現象是自然界的常態，根本無須大驚小怪。

二〇一五年三月十四日《經濟學人》刊載 Crisp 和 Boschetti 團隊的研究結果，顯示人類兩萬個基因中至少有一百四十五個源自其他物種，如細菌、真菌和海藻等等。

不過，這樣的證據正巧也能提供另一個面向的思考：人類經歷漫長的演化過程才能留下這些源自外來細菌的基因。然而目前跨國農企公司研發以基因工程方式來改造作物的特性，目的是為抵抗某種人造除草劑或殺蟲劑，這和自然演化過程中所發展出的基因移轉過程，本質上是否截然不同？當今生物科技界鼓吹的基因改造作物與食品，是實驗室科學家為某種特定目標所進行的篩選過程，與人類基因演化的自然現象可否等量齊觀？

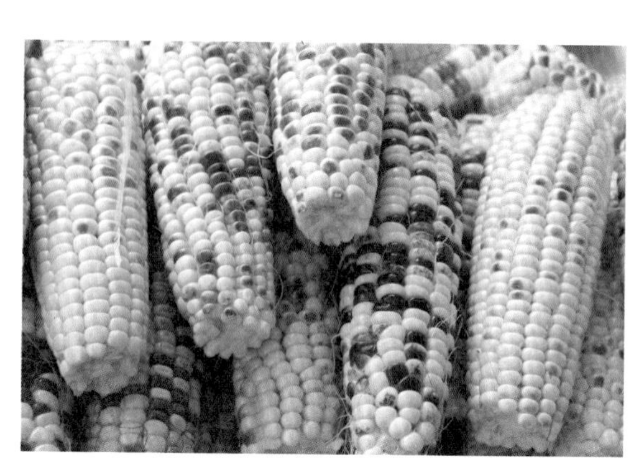

所以，如果再次聽到有人說「近二十年來所種植的基因改造黃豆或玉米，其實就跟千萬年來人類老祖宗做的事是一樣的」，請千萬要停下來仔細想想：刻意違反國際定義，提出這種模糊事實的說法，動機究竟為何？

基因改造作物的主要特性——抗了蟲害，害了健康

目前全球基因改造作物依轉殖基因特性，主要可分為耐除草劑（Herbicide-Resistance）、抗蟲（Insect Resistance）及多抗（兼具耐除草劑、抗蟲或抗旱或抗澇）的三種類型。

耐除草劑類型，是利用基因改造技術，將耐除草劑基因轉殖入作物內，讓此作物可以耐受除草劑。基因工程學家認為此舉將可減少除草劑的使用量，最著名的商品便是先前提過的孟山都耐嘉磷塞基因改造黃豆及玉米。

抗蟲類型基因改造作物中，最為人所熟知的就是 Bt 玉米，其作用方式是將 Bt 細菌基因轉殖至玉米，使其自體產生殺蟲毒蛋白質而顯現出殺蟲劑功效。

至於多抗，顧名思義為擁有兩種以上的基改特性，像是孟山都所推出的「混合型抗蟲暨耐嘉磷塞及耐固殺草基因改造玉米」，目前各公司所開發上市的此類型基因改造作物，有逐漸增加之趨勢。

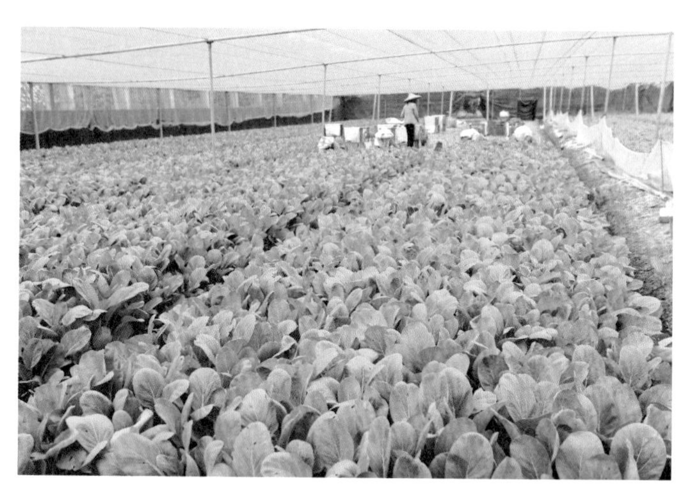

依「國際農業生技應用推廣協會（International Service for the Acquisition of Agri-biotech Applications, ISAAA）」出版的二〇一四年年度報告指出，耐除草劑、抗蟲、多抗特性的全球基因改造作物面積分別約一億零六百萬公頃、二千五百萬公頃、五千一百萬公頃，各約佔 58.1%、13.8% 及 28.1%。

基改作物的主要特性

類型	種植面積（百萬公頃）	百分比
耐除草劑（Herbicide-resistance）	106	58.1%
抗蟲（Insect Resistance）	25	13.8%
多抗（兩種功能兼具）	51	28.1%
合計	182	100%

ⓘ 資料來源：ISAAA

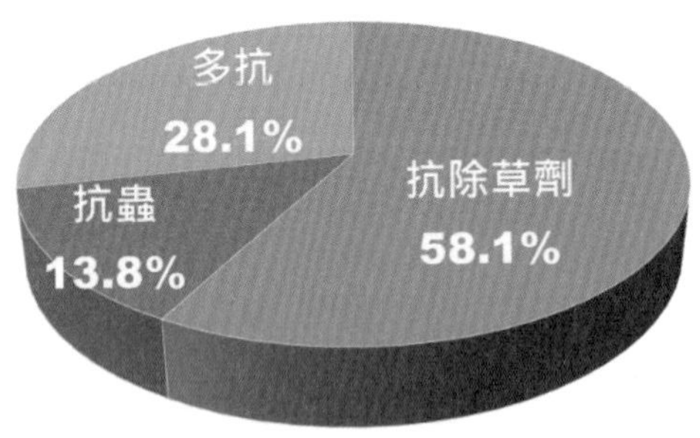

圖／校園午餐搞非基行動團隊提供

我國法律中基因改造定義——清楚界定，避免混淆視聽

進一步了解台灣對於基因改造作物與食品的相關法律規範之前，先釐清一個口語溝通上的概念。

當我們聽到有人說「美國和加拿大都種基改的」，這裡的「基改」指的是基因改造作物（Genetically Modified Crops），如耐嘉磷塞的基因改造玉米或是帶有殺蟲功用的 Bt 玉米，為利用基因改造技術而生成的作物。但如果說「台灣人吃很多基改」，大多意思是基因改造食品（Genetically Modified Foods），像是基因改造黃豆做成的豆腐，或是基因改造玉米製成的餅乾和玉米糖漿等等。

一九九四年，全球首項基因改造商業種植銷售的食品「莎弗番茄」問市，一九九六年，基因改造黃豆及玉米等核准商業化種植，基因改造作物自此席捲全球，種植面積從第一年的一百七十萬公頃增長至二〇一四年的一‧八一五億公頃，不到二十年間上升百倍的速度，相當驚人。由於耕地的定義不同，數據或有差異，

但粗略估計目前基因改造作物種植面積約佔全球可耕地的十分之一。

在台灣，與基因改造有關的業務分屬科技部、行政院農業委員會和衛生福利部三個部門。科技部掌管實驗室研究技術，農委會主責基因改造作物田間試驗與種植許可評估，衛福部則應對基因改造食品的食品衛生與健康風險予以把關。

我國相關部門對於基因改造的定義又是如何呢？

針對實驗室研究的管制規範，科技部二〇一五年五月才將台灣首部《基因改造科技管理條例草案》送至行政院核定，待立法院的會期開議後將進行審議。

在農委會方面，《植物品種與種苗法》第三條中針對基因轉殖的定義為：「使用遺傳工程或分子生物等技術，將外源基因轉入植物細胞中，產生基因重組之現象，使表現具外源基因特性。但不包括傳統雜交、誘變、體外受精、植物分類學之科以下之細胞與原生質體融合、體細胞變異及染色體加倍等技術。」

衛生福利部則在二〇一四年甫新修正的《食品安全衛生管理法》第三條中，說明基因改造的定義為：「指使用基因工程或分子生物技術，將遺傳物質轉移或轉殖入活細胞或生物體，產生基因重組現象，使表現具外源基因特性或使自身特定基因無法表現之相關技術。但不包括傳統育種、同科物種之細胞及原生質體融合、雜交、誘變、體外受精、體細胞變異及染色體倍增等技術。」

因此，不論是從科學技術及法律規範來看，我國相關規範也很清楚地申明，基因改造與傳統育種是兩種完全不同的概念。

02

全球基因改造作物

最多人吃到的四大基因改造作物

二〇一五年三月份，「校園午餐搞非基」行動團隊設立了一個名為「GMO FILE」的部落格，每天撰寫、編譯並刊登一至三篇文章，分享國內外的基因改造作物與食品的議題動態、時事評論與課程活動等訊息。

大部份貼文在刊登三天的點閱高峰過了之後，就如同茫茫網海中的其他圖文一樣，較少有人會再回頭一顧。但很有趣的是，截至目前近三百篇的文章裡，有幾篇破解流言的文章，點閱率維持不墜之勢。

其中一則是關於社群網站 Line 上廣為流傳的訊息：「聽說紫色地瓜和黃玉米都是基改的？」

這樣的疑問應該是畫上各色螢光筆重點的必考題，每當有機會分享基因改造作物與食品議題時，類似的問題總是不斷出現：「這些一、這些二、這些三食物是基改的嗎？」

二〇一四年年度報告統計顯示，全球基改作物種植面積為一・八一五億公頃，其中黃豆、玉米、棉花及油菜等四項基因改造作物合計占了99.17%。

九成九以上的種植面積比例，代表全球民眾日常生活中最有機會吃到的基因改造作物，就是黃豆、玉米、棉花及油菜這四大項。

全球基因改造作物種植面積

品項	種植面積（百萬公頃）	百分比
黃豆（Soybean）	90.7	49.97%
玉米（Maize）	55.2	30.41%
棉花（Cotton）	25.1	13.83%
油菜（Canola）	9	4.96%
其他	1.5	0.83%
合計	181.5	100%

ⓘ 資料來源：ISAAA

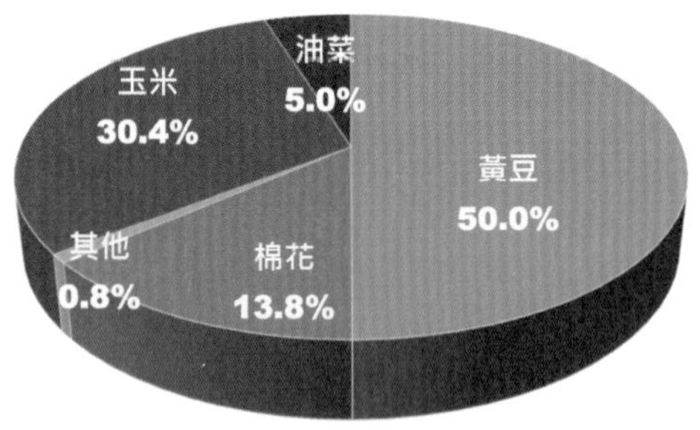

圖／校園午餐搞非基行動團隊提供

大餅圖上看起來只有一點點，但實際上有一百五十萬公頃的 0.8%「其他部分」是那些作物呢？

再來看看另一項數據。

二〇一四年全球共有二十八個國家種植基改作物，除了黃豆、玉米、棉花與油菜四大基改作物之外，其他的品項是甜菜、苜蓿、木瓜、白楊、番茄、甜椒與茄子。

因此，不管是紫色、白色、黃色或紅色的地瓜，在全球資料庫中，目前未有任何基因改造的品項。至於黃玉米，就得要從產地溯源來著手了解。

全球種植基改作物的國家與作物種類

排名	國家	面積（百萬公頃）	作物種類
1	美國	73.1	玉米、黃豆、棉花、油菜（芥花）、甜菜、苜蓿芽、木瓜
2	巴西	42.2	黃豆、玉米、棉花
3	阿根廷	24.3	黃豆、玉米、棉花
4	印度	11.6	棉花
5	加拿大	11.6	油菜（芥花）、玉米、黃豆、甜菜
6	中國	3.9	棉花、木瓜、白楊（poplar）、番茄、甜椒
7	巴拉圭	3.9	黃豆、玉米、棉花
8	巴基斯坦	2.9	棉花
9	南非	2.7	玉米、黃豆、棉花
10	烏拉圭	1.6	黃豆、玉米
11	玻利維亞	1.0	黃豆
12	菲律賓	0.8	玉米
13	澳大利亞	0.5	棉花、油菜（芥花）
14	布吉納法索	0.5	棉花

排名	國家	面積（百萬公頃）	作物種類
15	緬甸	0.3	棉花
16	墨西哥	0.2	棉花、黃豆
17	西班牙	0.1	玉米
18	哥倫比亞	0.1	棉花、玉米
19	蘇丹	0.1	棉花
20	宏都拉斯	<0.05	玉米
21	智利	<0.05	玉米、黃豆、油菜（芥花）
22	葡萄牙	<0.05	玉米
23	古巴	<0.05	玉米
24	捷克共和國	<0.05	玉米
25	羅馬尼亞	<0.05	玉米
26	斯洛伐克	<0.05	玉米
27	哥斯大黎加	<0.05	棉花、黃豆
28	孟加拉	<0.05	茄子（Brinjal/Eggplant）
	合計	181.5	

ⓘ 資料來源：ISAAA

全球種植基改作物國家示意圖

（面積單位：百萬公頃）

17 西班牙 0.1
玉米
24 捷克共和國 <0.05
玉米
26 斯洛伐克 <0.05
玉米
25 羅馬尼亞 <0.05
玉米
6 中國 3.9
棉花、木瓜、番茄、甜椒、白楊（poplar）
4 印度
棉花
28 孟加拉 <0.05
茄子（Brinjal/Eggplant）
15 緬甸 0.3
棉花
12 菲律賓 0.8
玉米
13 澳大利亞 0.5
油菜（芥花）、棉花
8 巴基斯坦 2.9
棉花
2 巴西 42.2
黃豆、玉米、棉花
9 南非 2.7
玉米、黃豆、棉花
14 布吉納法索 0.5
棉花
19 蘇丹 0.1
棉花

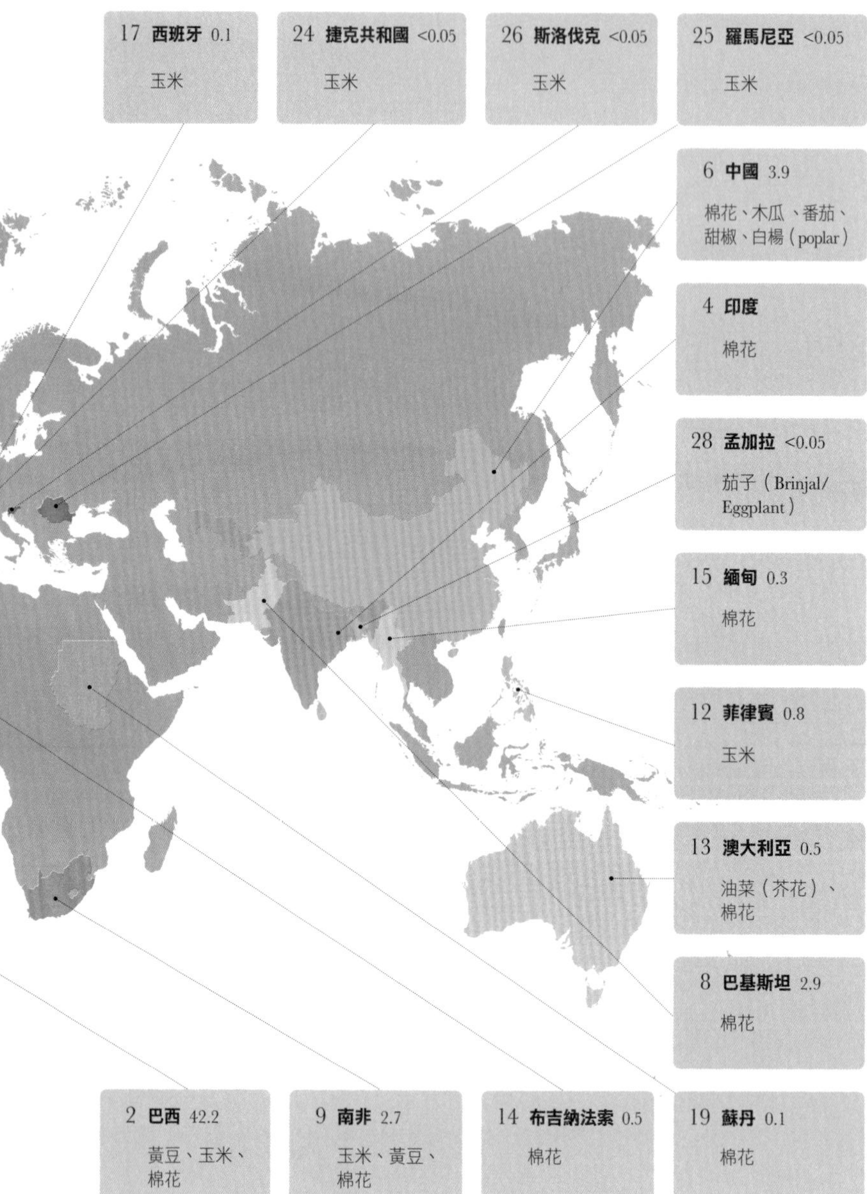

ⓘ 資料來源：ISAAA

1 **美國** 73.1

玉米、黃豆、棉花、油菜（芥花）、甜菜、苜蓿芽、木瓜

5 **加拿大** 11.6

油菜（芥花）、玉米、黃豆、甜菜

22 **葡萄牙** <0.05

玉米

23 **古巴** <0.05

玉米

16 **墨西哥** 0.2

棉花、黃豆

20 **宏都拉斯** <0.05

玉米

27 **哥斯大黎加** <0.05

棉花、黃豆

18 **哥倫比亞** 0.1

棉花、玉米

11 **玻利維亞** 1.0

黃豆

21 **智利** <0.05

玉米、黃豆、油菜（芥花）

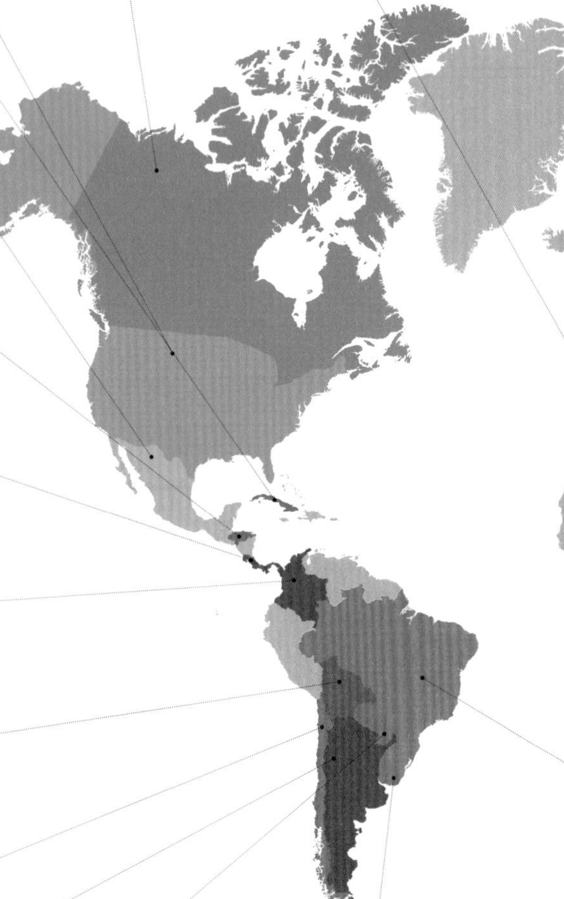

3 **阿根廷** 24.3

黃豆、玉米、棉花

7 **巴拉圭** 3.9

黃豆、玉米、棉花

10 **烏拉圭** 1.6

黃豆、玉米

更多全球基因改造作物資訊，可參考 ISAAA 網站中查詢全球基因改造作物的授權許可，以及是否實際商業化種植情況的網頁。提供關心基因改造作物國際動態的民眾即時掌握資訊。

GM Approval Database（GM Crops List）

1. 點選 GM Approval Database
網址 www.isaaa.org/gmapprovaldatabase/cropslist/default.asp
或掃描下方 QR code。

2. 來到查詢系統首頁。

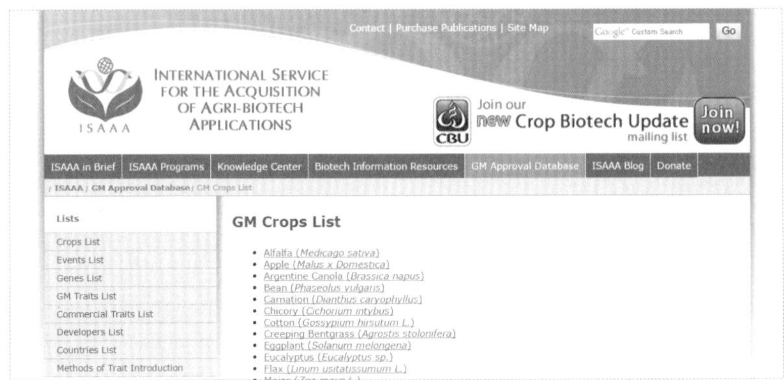

3. 選擇要查詢基因改造作物，在此以小麥（Wheat）作為範例。

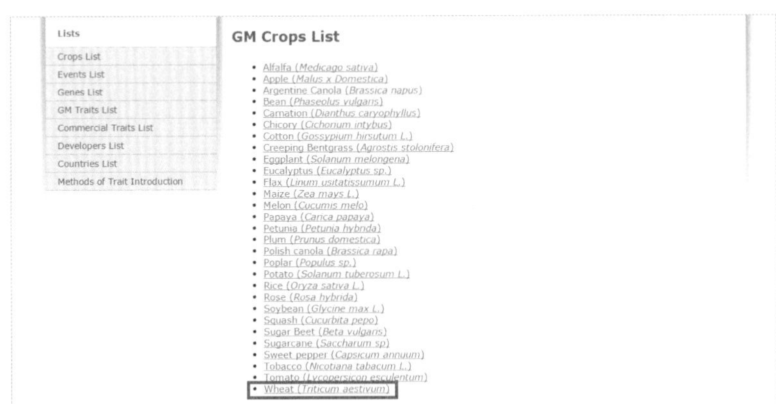

4. 點 選 Wheat （Triticum aestivum），發 現 只 有 一 個 MON-718ØØ 品種的基因改造小麥，MON 代表的就是孟山都，Roundup Ready ™ 代表作物特性為耐年年春（嘉磷塞）。

搜尋結果顯示的兩項資料合起來，表示 MON-718ØØ 是一種由孟山都公司研發的耐嘉磷塞基因改造小麥。

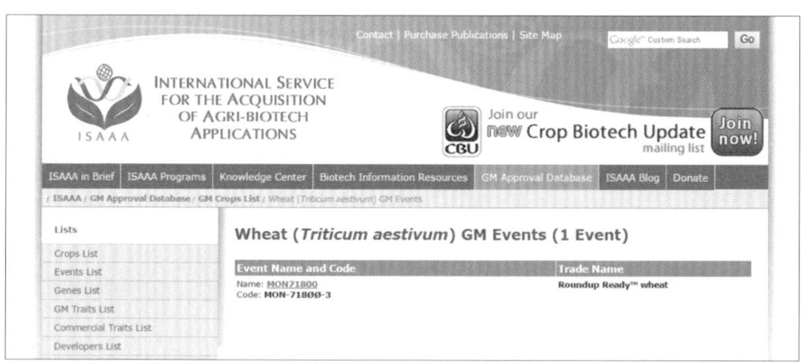

5. 點選 MON-718ØØ-3，連結到此項基因改造小麥的相關資訊內頁。選擇中間 Authorizations（授權）的訊息來參考看看。

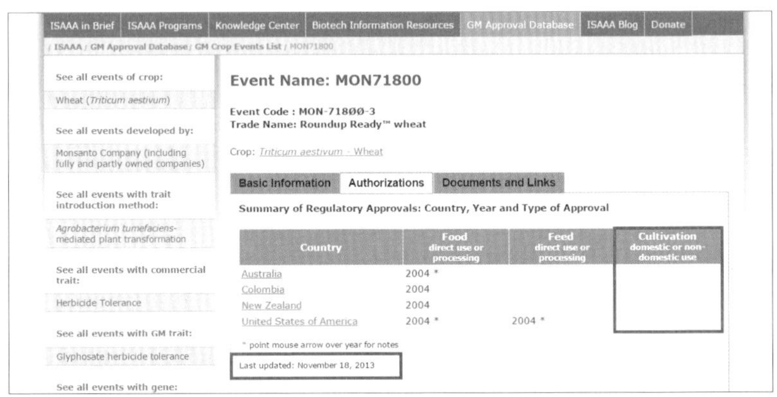

由左邊這一欄開始檢視，出現澳洲（Australia）、哥倫比亞（Colombia）、紐西蘭（New Zealand）及美國（United States of America）等四個國家於 2004 年都核准該項基因改造小麥可供人食用與作為食品加工原料，美國還核准了飼料用途。不過澳大利亞最後撤回此項核准，而在美國則是由孟山都停止申請程序。

最後看最右邊 Cultivation（種植）這一欄空空如也，這就代表雖然核准，但並沒有任何國家種植基因改造小麥。所以，我們可以得知基因改造小麥目前在全球並未有商業化的種植與流通情況。此項資料最近一次更新日期為 2013 年 11 月 18 日。

截至 2015 年 9 月初，我國衛福部在官網尚未更新美國等地核准的基因改造蘋果及馬鈴薯訊息，在這裡也可以查到資料。

基因改造蘋果

www.isaaa.org/gmapprovaldatabase/crop/default.asp?CropID=28&Crop=Apple

或掃描下方 QR code。

Lists

- Crops List
- Events List
- Genes List
- GM Traits List
- Commercial Traits List
- Developers List
- Countries List

Apple (*Malus x Domestica*) GM Events (2 Events)

Event Name and Code	Trade Name
Name: GD743 Code: **OKA-NBØØ1-8**	**Arctic™ "Golden Delicious" Apple**
Name: GD784 Code: **OKA-NBØØ2-9**	**Arctic™ "Granny Smith" Apple**

基因改造馬鈴薯

www.isaaa.org/gmapprovaldatabase/crop/default.asp?CropID=16&Crop=Potato

或掃描下方 QR code。

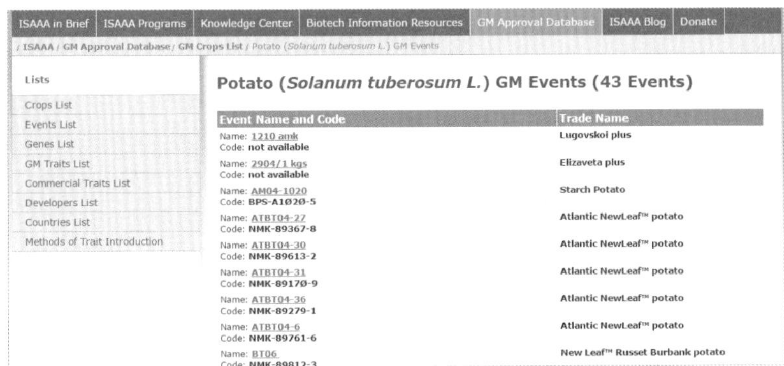

03

台灣核准進口的基因改造食品原料

上官網尋找最新進口的基因改造食品原料

全球二十八個國家允許商業化生產種植基因改造作物的名單當中，不包含台灣。換句話說，除了研究用的田間試驗，我國本土目前應無種植任何基因改造作物。事實上，從法律層面來看，台灣並不禁止種植，但在農業管理、生產層面，尚未有任何商業化種植的基因改造作物申請通過。

台灣尚未通過任一品項基因改造作物的種植許可，因此民眾常吃的豆腐、玉米濃湯、沙拉油等食品，其所使用的基因改造原料，皆為國外進口。

依據二〇一四年二月六日公布通過的《食品安全衛生管理法》第二十一條，「食品所含之基因改造食品原料非經中央主管機關健康風險評估審查，並查驗登記發給許可文件，不得供作食品原料。本法中華民國一〇三年一月二十八日修正前，未辦理查驗登記之基因改造食品原料，應於公布後二年內完成辦理。」根據此一規範，自二〇一四年一月二十八日起兩年內完成查驗登記辦理的基因改造食品原料就能在台灣使用，而二〇一五年七月一日基因改造食品標示新制正式上路後，產品中只要含有基因改造食品原料成分就必須強制標示。消費者可能會發現，許多過往不曾想像過的基因改造食品原料，將出現在我們日常飲食之中。

對於一般民眾而言最關心的飲食健康問題，是台灣至今已核准進口了那些基因改造食品原料。在第一章約略提過，目前允許進口的基因改造食品原料，包含黃豆、玉米、棉花及油菜，但是也常聽到傳聞說到木瓜、小麥、馬鈴薯，甚至稻米等產品。可能也有基因改造品種出現在市面上，但我們如何得知是否又有新的品項出現呢？

大家都來動動手指到官方公布的查詢網頁，尋找最新核准進口的基因改造食品原料品項資料吧！

衛生福利部審核通過之基因改造食品原料查詢

1. 點選食品藥物消費者知識服務網的查詢網址
consumer.fda.gov.tw/Food/GmoInfo.aspx?nodeID=167
或掃描下方 QR code。

2. 來到「核可基因改造食品查詢」系統首頁。

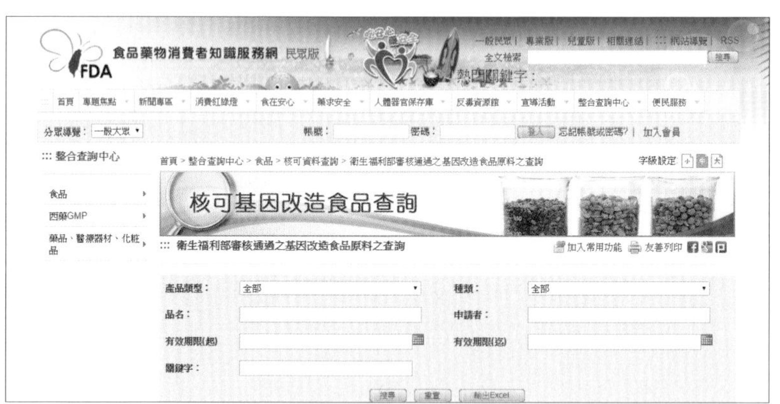

3. 選取要查詢的「產品類型」與「種類」。
例如，選擇查詢「全部產品類型（單一品系及混合品系）」，種類為「棉花」，點擊搜尋，顯示 9 筆資料。

::: 衛生福利部審核通過之基因改造食品原料之查詢

加入常用功能 友善列印

產品類型：全部（全部／單一品系／混合品系）　種類：棉花

品名：　申請者：

有效期限(起)　有效期限(迄)

關鍵字：

搜尋　重置　輸出Excel

共有 9 筆搜尋結果

項次	產品類型	國際統一編碼	種類	品名	轉殖品系	申請者	核准日期	有效期限
1.	單一品系	BCS-GHØØ4-7	棉花	抗蟲及耐除草劑基因改造棉花	T304-40	台灣拜耳股份有限公司	2015/07/02	2020/07/02
2.	單一品系	SYN-IR1Ø2-7	棉花	抗蟲基因改造棉花	COT102	台灣先正達股份有限公司	2015/01/20	2020/01/20
3.	單一品系	ACS-GHØØ1-3	棉花	耐除草劑基因改造棉花	LLCotton25	台灣拜耳股份有限公司	2015/04/19	2020/04/19
4.	單一品系	MON-88913-8	棉花	耐嘉磷塞基因改造棉花	MON88913	香港商孟山都遠東股份有限公司台灣分公司	2015/05/25	2020/05/25
5.	單一品系	MON-15985-7	棉花	保鈴棉II基因改造棉花	MON15985	香港商孟山都遠東股份有限公司台灣分公司	2015/05/25	2020/05/25
6.	單一品系	BCS-GHØØ2-5	棉花	耐除草劑基因改造棉花	GHB614	台灣拜耳股份有限公司	2015/04/19	2020/04/19
7.	單一品系	BCS-GHØØ5-8	棉花	抗蟲及耐除草劑基因改造棉花	GHB119	台灣拜耳股份有限公司	2015/04/19	2020/04/19
8.	單一品系	MON-ØØ531-6	棉花	保鈴棉基因改造棉花	MON531	香港商孟山都遠東股份有限公司台灣分公司	2015/06/08	2020/06/08
9.	單一品系	MON-Ø1445-2	棉花	耐嘉磷塞基因改造棉花	MON1445	香港商孟山都遠東股份有限公司台灣分公司	2015/06/13	2020/06/13

4. 可以增加指定申請者。

例如選擇查詢孟山都申請的單一品系產品類型油菜，顯示資料共有 1 筆。

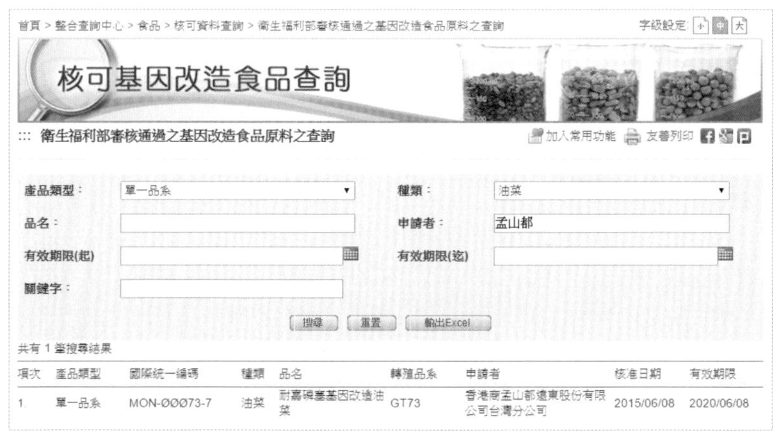

項次	產品類型	國際統一編碼	種類	品名	轉殖品系	申請者	核准日期	有效期限
1.	單一品系	MON-ØØØ73-7	油菜	耐嘉磷塞基因改造油菜	GT73	香港商孟山都遠東股份有限公司台灣分公司	2015/06/08	2020/06/08

5. 想知道所有核准的產品類型與種類。

「產品類型」與「種類」均選擇全部。點選「輸出 Excel」，就能儲存搜尋結果。資料顯示目前台灣核准進口的基因改造食品為玉米、油菜、棉花與黃豆 4 個種類，共 97 筆資料。其中玉米 62 項（19 項單一品系與 43 項混合品系）、油菜 4 項（3 項單一品系與 1 項混合品系）、棉花 10 項（9 項單一品系與 1 項混合品系），以及黃豆 21 項（15 項單一品系與 6 項混合品系），查詢日期為 2015 年 8 月 30 日。

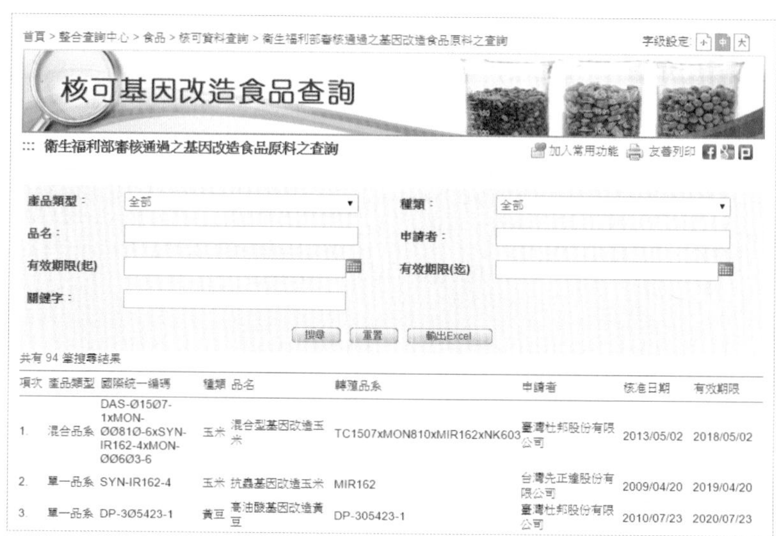
首頁 > 整合查詢中心 > 食品 > 核可資料查詢 > 衛生福利部審核通過之基因改造食品原料之查詢　字級設定：小 中 大

核可基因改造食品查詢

::: 衛生福利部審核通過之基因改造食品原料之查詢　加入常用功能　友善列印

產品類型：全部　種類：全部
品名：　申請者：
有效期限(起)　有效期限(迄)
關鍵字：

搜尋　重置　輸出Excel

共有 94 筆搜尋結果

項次	產品類型	國際統一編碼	種類	品名	轉殖品系	申請者	核准日期	有效期限
1.	混合品系	DAS-Ø15Ø7-1xMON-ØØ81Ø-6xSYN-IR162-4xMON-ØØ6Ø3-6	玉米	混合型基因改造玉米	TC1507xMON810xMIR162xNK603	臺灣杜邦股份有限公司	2013/05/02	2018/05/02
2.	單一品系	SYN-IR162-4	玉米	抗蟲基因改造玉米	MIR162	台灣先正達股份有限公司	2009/04/20	2019/04/20
3.	單一品系	DP-3Ø5423-1	黃豆	高油酸基因改造黃豆	DP-305423-1	臺灣杜邦股份有限公司	2010/07/23	2020/07/23

台灣核可之基因改造食品

查詢日期：2015 年 8 月 30 日

項次	產品類型	種類	品名	申請者	核准日期	有效期限
1	單一品系	玉米	抗蟲及耐固殺草基因改造玉米	台灣先正達股份有限公司	2004/6/2	2018/6/2
2	單一品系	玉米	抗蟲及耐固殺草基因改造玉米	台灣先正達股份有限公司	2004/6/2	2018/6/2
3	單一品系	玉米	抗蟲基因改造玉米	台灣先正達股份有限公司	2007/10/22	2017/10/22
4	單一品系	玉米	耐嘉磷塞基因改造玉米	台灣先正達股份有限公司	2008/7/23	2018/7/23
5	單一品系	玉米	抗蟲基因改造玉米	台灣先正達股份有限公司	2009/4/20	2019/4/20
6	單一品系	玉米	阿法澱粉酶基因改造玉米	台灣先正達股份有限公司	2010/7/26	2020/7/26
7	單一品系	玉米	抗蟲基因改造玉米	台灣先正達股份有限公司	2012/12/17	2017/12/17
8	單一品系	玉米	抗除草劑固殺草基因改造玉米 Liberty Link	台灣拜耳股份有限公司	2002/8/16	2017/8/16
9	單一品系	玉米	抗除草劑基因改造玉米	台灣道禮股份有限公司	2011/11/7	2016/11/7
10	單一品系	玉米	抗蟲基因改造玉米	香港商孟山都遠東股份有限公司台灣分公司	2002/10/15	2017/10/15
11	單一品系	玉米	耐嘉磷塞基因改造玉米	香港商孟山都遠東股份有限公司台灣分公司	2003/4/11	2018/4/11
12	單一品系	玉米	抗根蟲及耐嘉磷塞基因改造玉米	香港商孟山都遠東股份有限公司台灣分公司	2006/3/20	2016/3/20

項次	產品類型	種類	品名	申請者	核准日期	有效期限
13	單一品系	玉米	抗蟲基因改造玉米	香港商孟山都遠東股份有限公司台灣分公司	2008/2/25	2018/7/25
14	單一品系	玉米	抗蟲基因改造玉米	香港商孟山都遠東股份有限公司台灣分公司	2011/11/3	2016/11/3
15	單一品系	玉米	製種用組織選擇性耐嘉磷塞基因改造玉米	香港商孟山都遠東股份有限公司台灣分公司	2012/10/24	2017/10/24
16	單一品系	玉米	抗蟲及耐固殺草基因改造玉米	臺灣杜邦股份有限公司	2003/11/17	2018/11/17
17	單一品系	玉米	抗蟲及耐固殺草基因改造玉米	臺灣杜邦股份有限公司	2005/12/21	2015/12/21
18	單一品系	玉米	抗玉米螟蟲及玉米根蟲暨耐固殺草除草劑之玉米品系 DP-ØØ4114-3	臺灣杜邦股份有限公司	2014/6/27	2019/6/27
19	單一品系	玉米	抗根蟲及耐嘉磷塞基因改造玉米	香港商孟山都遠東股份有限公司台灣分公司	2015/8/17	2020/8/17
20	混合品系	玉米	混合型基因改造玉米	台灣先正達股份有限公司	2009/8/3	2019/8/3
21	混合品系	玉米	混合型基因改造玉米	台灣先正達股份有限公司	2009/8/3	2019/8/3
22	混合品系	玉米	混合型基因改造玉米	台灣先正達股份有限公司	2009/8/3	2019/8/3

項次	產品類型	種類	品名	申請者	核准日期	有效期限
23	混合品系	玉米	混合型基因改造玉米	台灣先正達股份有限公司	2009/8/3	2019/8/3
24	混合品系	玉米	混合型基因改造玉米	台灣先正達股份有限公司	2011/5/30	2016/5/30
25	混合品系	玉米	混合型基因改造玉米	台灣先正達股份有限公司	2011/5/30	2016/5/30
26	混合品系	玉米	混合型基因改造玉米	台灣先正達股份有限公司	2011/9/5	2016/9/5
27	混合品系	玉米	混合型基因改造玉米	台灣先正達股份有限公司	2011/10/14	2016/10/14
28	混合品系	玉米	混合型基因改造玉米	台灣先正達股份有限公司	2012/7/27	2017/7/27
29	混合品系	玉米	混合型基因改造玉米	台灣先正達股份有限公司	2013/9/10	2018/9/10
30	混合品系	玉米	混合型基因改造玉米	台灣先正達股份有限公司	2013/10/15	2018/10/15
9	單一品系	玉米	抗除草劑基因改造玉米	台灣道禮股份有限公司	2011/11/7	2016/11/7
31	混合品系	玉米	混合型基因改造玉米	台灣先正達股份有限公司	2014/11/21	2019/11/21
32	混合品系	玉米	混合型基因改造玉米	台灣先正達股份有限公司	2015/3/4	2020/3/4
33	混合品系	玉米	混合型基因改造玉米	台灣先正達股份有限公司	2015/5/5	2020/5/5
34	混合品系	玉米	混合型基因改造玉米	台灣道禮股份有限公司	2013/10/29	2018/10/29

項次	產品類型	種類	品名	申請者	核准日期	有效期限
35	混合品系	玉米	混合型基因改造玉米	台灣道禮股份有限公司	2014/5/7	2019/5/7
36	混合品系	玉米	混合型基因改造玉米	台灣道禮股份有限公司	2015/1/20	2020/1/20
37	混合品系	玉米	混合型抗蟲暨耐嘉磷塞基因改造玉米	香港商孟山都遠東股份有限公司台灣分公司	2009/2/17	2019/2/17
38	混合品系	玉米	混合型抗蟲暨耐嘉磷塞基因改造玉米	香港商孟山都遠東股份有限公司台灣分公司	2009/2/17	2019/2/17
39	混合品系	玉米	混合型抗蟲暨耐嘉磷塞基因改造玉米	香港商孟山都遠東股份有限公司台灣分公司	2009/2/17	2019/2/17
40	混合品系	玉米	混合型抗蟲暨耐嘉磷塞基因改造玉米	香港商孟山都遠東股份有限公司台灣分公司	2009/2/17	2019/2/17
41	混合品系	玉米	混合型抗蟲暨耐嘉磷塞及耐固殺草基因改造玉米	香港商孟山都遠東股份有限公司台灣分公司	2009/10/12	2019/10/12
42	混合品系	玉米	混合型耐嘉磷塞暨耐固殺草基因改造玉米	香港商孟山都遠東股份有限公司台灣分公司	2011/5/30	2016/5/30
43	混合品系	玉米	混合型基因改造玉米	香港商孟山都遠東股份有限公司台灣分公司	2011/8/22	2016/8/22
44	混合品系	玉米	混合型耐旱暨抗蟲及耐嘉磷塞基因改造玉米	香港商孟山都遠東股份有限公司台灣分公司	2012/7/27	2017/7/27

項次	產品類型	種類	品名	申請者	核准日期	有效期限
45	混合品系	玉米	混合型耐旱暨抗蟲及耐嘉磷塞基因改造玉米	香港商孟山都遠東股份有限公司台灣分公司	2012/7/27	2017/7/27
46	混合品系	玉米	混合型耐旱暨耐嘉磷塞基因改造玉米	香港商孟山都遠東股份有限公司台灣分公司	2012/7/27	2017/7/27
47	混合品系	玉米	混合型抗蟲暨耐嘉磷塞基因改造玉米	香港商孟山都遠東股份有限公司台灣分公司	2014/1/14	2019/1/14
48	混合品系	玉米	混合型抗蟲暨耐嘉磷塞基因改造玉米	香港商孟山都遠東股份有限公司台灣分公司	2014/1/14	2019/1/14
49	混合品系	玉米	混合型抗蟲暨耐嘉磷塞及耐固殺草基因改造玉米	香港商孟山都遠東股份有限公司台灣分公司	2014/5/7	2019/5/7
50	混合品系	玉米	混合型基因改造玉米	臺灣杜邦股份有限公司	2009/12/2	2019/12/2
51	混合品系	玉米	混合型基因改造玉米	臺灣杜邦股份有限公司	2009/12/15	2019/12/15
52	混合品系	玉米	混合型基因改造玉米	臺灣杜邦股份有限公司	2009/12/15	2019/12/15
53	混合品系	玉米	混合型基因改造玉米	臺灣杜邦股份有限公司	2011/1/3	2016/1/3
54	混合品系	玉米	混合型基因改造玉米	臺灣杜邦股份有限公司	2011/5/30	2016/5/30
55	混合品系	玉米	混合型基因改造玉米	臺灣杜邦股份有限公司	2011/5/30	2016/5/30

項次	產品類型	種類	品名	申請者	核准日期	有效期限
56	混合品系	玉米	混合型基因改造玉米	臺灣杜邦股份有限公司	2011/12/1	2016/12/1
57	混合品系	玉米	混合型基因改造玉米	臺灣杜邦股份有限公司	2012/7/27	2017/7/27
58	混合品系	玉米	混合型基因改造玉米	臺灣杜邦股份有限公司	2013/5/2	2018/5/2
59	混合品系	玉米	混合型基因改造玉米 DAS-Ø15Ø7-1xMON-ØØ81Ø-6xSYN-IR6Ø4-5xMON-ØØ6Ø3-6	臺灣杜邦股份有限公司	2014/9/2	2019/9/2
60	混合品系	玉米	混合型基因改造玉米 DAS-Ø15Ø7-1 x MON-ØØ81Ø-6	臺灣杜邦股份有限公司	2014/11/20	2019/11/20
61	混合品系	玉米	混合型基因改造玉米	臺灣杜邦股份有限公司	2015/1/20	2020/1/20
62	混合品系	玉米	混合型基因改造玉米	臺灣杜邦股份有限公司	2015/8/3	2020/8/3
63	單一品系	油菜	耐除草劑基因改造油菜	台灣拜耳股份有限公司	2015/3/17	2020/3/17
64	單一品系	油菜	耐除草劑基因改造油菜	台灣拜耳股份有限公司	2015/3/18	2020/3/18

項次	產品類型	種類	品名	申請者	核准日期	有效期限
65	單一品系	油菜	耐嘉磷塞基因改造油菜	香港商孟山都遠東股份有限公司台灣分公司	2015/6/8	2020/6/8
66	混合品系	油菜	混合型基因改造油菜	台灣拜耳股份有限公司	2015/6/26	2020/6/26
67	單一品系	棉花	抗蟲基因改造棉花	台灣先正達股份有限公司	2015/1/20	2020/1/20
68	單一品系	棉花	耐除草劑基因改造棉花	台灣拜耳股份有限公司	2015/4/19	2020/4/19
69	單一品系	棉花	耐除草劑基因改造棉花	台灣拜耳股份有限公司	2015/4/19	2020/4/19
70	單一品系	棉花	抗蟲及耐除草劑基因改造棉花	台灣拜耳股份有限公司	2015/4/19	2020/4/19
71	單一品系	棉花	耐嘉磷塞基因改造棉花	香港商孟山都遠東股份有限公司台灣分公司	2015/5/25	2020/5/25
72	單一品系	棉花	保鈴棉 II 基因改造棉花	香港商孟山都遠東股份有限公司台灣分公司	2015/5/25	2020/5/25
73	單一品系	棉花	保鈴棉基因改造棉花	香港商孟山都遠東股份有限公司台灣分公司	2015/6/8	2020/6/8
74	單一品系	棉花	耐嘉磷塞基因改造棉花	香港商孟山都遠東股份有限公司台灣分公司	2015/6/13	2020/6/13
75	單一品系	棉花	抗蟲及耐除草劑基因改造棉花	台灣拜耳股份有限公司	2015/07/02	2020/07/02

項次	產品類型	種類	品名	申請者	核准日期	有效期限
76	混合品系	棉花	混合型基因改造棉花	台灣拜耳股份有限公司	2015/08/19	2020/08/19
77	單一品系	黃豆	耐二氮雜戊烯除草劑基因改造黃豆	台灣巴斯夫股份有限公司	2013/4/16	2018/4/16
78	單一品系	黃豆	耐除草劑基因改造黃豆	台灣先正達股份有限公司	2014/3/28	2019/3/28
79	單一品系	黃豆	耐固殺草基因改造黃豆	台灣拜耳股份有限公司	2007/5/1	2017/5/1
80	單一品系	黃豆	耐固殺草基因改造黃豆	台灣拜耳股份有限公司	2010/8/31	2020/8/31
81	單一品系	黃豆	耐嘉磷塞及異噁唑草酮基因改造黃豆	台灣拜耳股份有限公司	2013/12/24	2018/12/24
82	單一品系	黃豆	耐除草劑基因改造黃豆	台灣道禮股份有限公司	2013/12/16	2018/12/16
83	單一品系	黃豆	耐除草劑基因改造黃豆	台灣道禮股份有限公司	2014/9/4	2019/9/4
84	單一品系	黃豆	抗蟲基因改造黃豆	台灣道禮股份有限公司	2015/5/5	2020/5/5
85	單一品系	黃豆	耐嘉磷塞基因改造黃豆	香港商孟山都遠東股份有限公司台灣分公司	2002/7/22	2017/7/22
86	單一品系	黃豆	第 2 代高產量耐嘉磷塞基因改造黃豆	香港商孟山都遠東股份有限公司台灣分公司	2007/12/28	2017/12/28

項次	產品類型	種類	品名	申請者	核准日期	有效期限
87	單一品系	黃豆	抗蟲基因改造黃豆	香港商孟山都遠東股份有限公司台灣分公司	2011/7/6	2016/7/6
88	單一品系	黃豆	低飽和脂肪及高油酸基因改造黃豆	香港商孟山都遠東股份有限公司台灣分公司	2013/2/8	2018/2/8
89	單一品系	黃豆	耐汰克草基因改造黃豆	香港商孟山都遠東股份有限公司台灣分公司	2013/4/2	2018/4/2
90	單一品系	黃豆	十八碳四烯酸基因改造黃豆	香港商孟山都遠東股份有限公司台灣分公司	2013/12/16	2018/12/16
91	單一品系	黃豆	高油酸基因改造黃豆	臺灣杜邦股份有限公司	2010/7/23	2020/7/23
92	混合品系	黃豆	混合型基因改造黃豆	台灣道禮股份有限公司	2015/2/26	2020/2/26
93	混合品系	黃豆	混合型抗蟲暨耐嘉磷塞基因改造黃豆	香港商孟山都遠東股份有限公司台灣分公司	2012/9/24	2017/9/24
94	混合品系	黃豆	混合型低飽和脂肪及高油酸暨耐嘉磷塞基因改造黃豆	香港商孟山都遠東股份有限公司台灣分公司	2014/9/4	2019/9/4
95	混合品系	黃豆	混合型耐汰克草暨耐嘉磷塞基因改造黃豆	香港商孟山都遠東股份有限公司台灣分公司	2014/9/24	2019/9/24
96	混合品系	黃豆	混合型十八碳四烯酸暨耐嘉磷塞基因改造黃豆	香港商孟山都遠東股份有限公司台灣分公司	2015/6/26	2020/6/26
97	混合品系	黃豆	混合型基因改造黃豆	臺灣杜邦股份有限公司	2012/6/11	2017/6/11

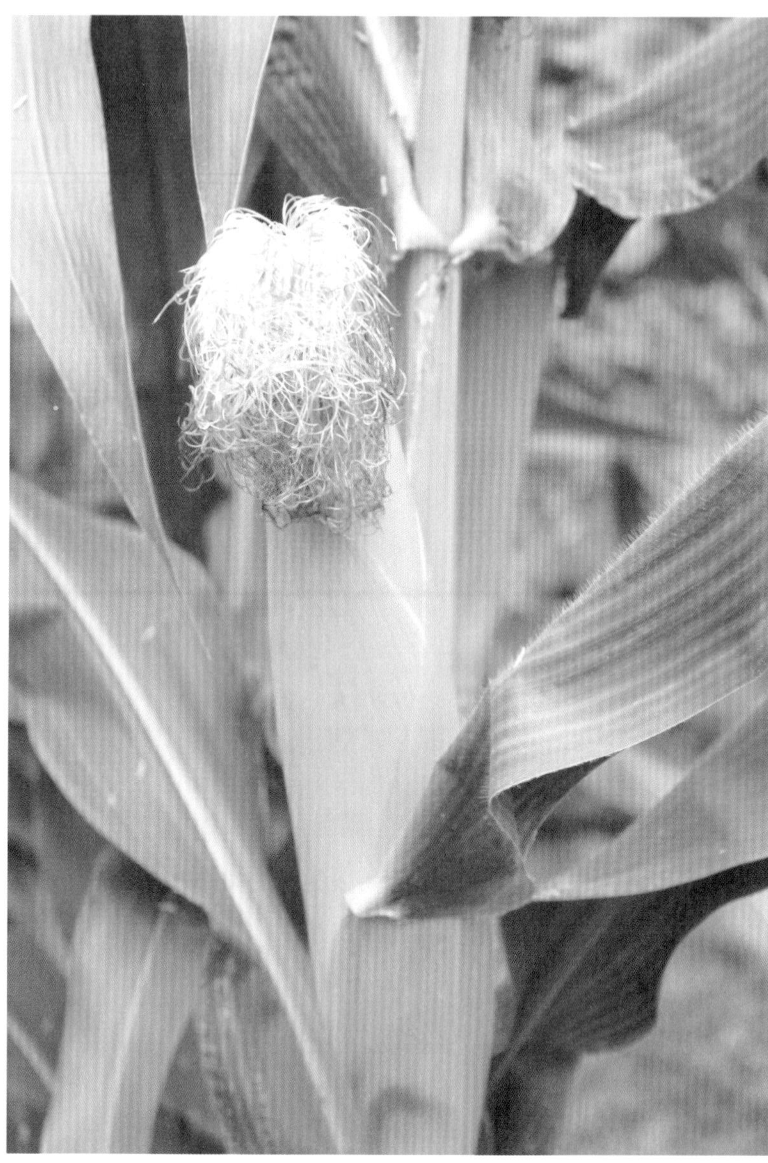

04

餐桌上的基因改造食品

你吃下了多少基因改造食品？

台灣目前允許進口的基因改造食品原料為黃豆、玉米、棉花及油菜。黃豆和玉米或許是大家較為熟悉的基因改造作物，但「棉花」和「油菜」多半會讓人連想到衣服織品及黃澄澄的油菜花田。四大進口基因改造作物與日常生活飲食有何關係？端上餐桌吃進肚腹的基因改造食品又有哪些？從左圖或可一窺究竟。

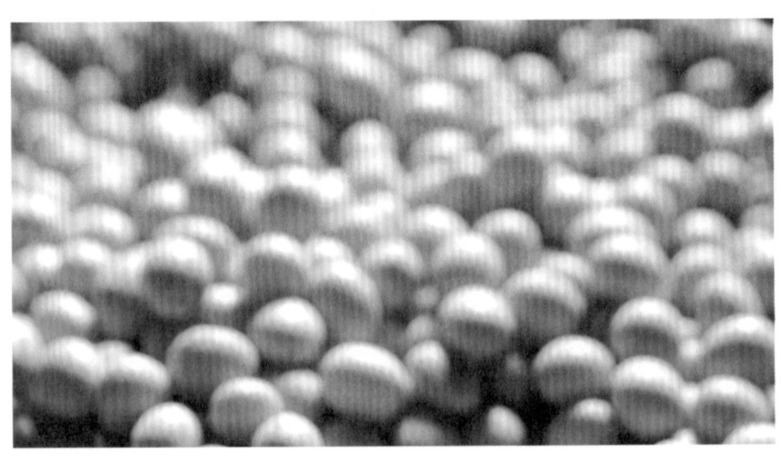

餐桌上的基因改造食品

原料	成分	食品
黃豆	豆粕	動物飼料
	油脂	大豆沙拉油、酥油、瑪琪琳……
	大豆卵磷脂	麵包、蛋糕、泡麵、健康食品……
	脫脂大豆	素肉、素雞、火鍋料……
	乾燥豆片	醬油
	直接加工	豆腐、豆干、豆皮、豆包、豆花、豆腐乳、豆瓣醬、醬油、味噌、黃豆粉……
玉米	油脂	玉米油
	玉米粒	動物飼料
	玉米粉	餅乾、甜筒、玉米片……
	玉米澱粉	麵包、蛋糕、餅乾、速食湯品……
	高果糖糖漿	含糖飲料、加工製品……
棉花	油脂	棉籽油
油菜	油脂	芥花油

ⓘ 資料來源：校園午餐搞非基行動團隊

基改小故事

莎弗番茄——全球第一項基因改造食品

番茄是美國重要的經濟食品，運送方式一直困擾著番茄生產業者。為減少長途運送中的耗損，必須要在果實青澀尚未變軟時採收，趁著番茄果肉仍堅硬時送往雜貨商或超市，再進行催熟工作，最終以鮮紅欲滴的樣貌販售給末端消費者。不過由於必須提早採收，消費者無法品嘗番茄自然成熟的風味。因此各家業者無不絞盡腦汁，希望能培育出一種在藤上直接成熟卻又堅硬到禁得起運送耗損的番茄。於是，加基公司（Calgene）的莎弗番茄（Flavr Savr Tomato）計畫應運而生。

科學家發現番茄中有一種叫做聚半乳糖醛酶（polygalacturonase，簡稱 PG）的酵素，PG 酵素與果實的成熟過程有關。因此，他們便利用基因工程的方式，將關閉 PG 酵素的莎弗番茄基因轉殖入番茄植株內，希望藉由消除 PG 酵素這種蛋白質，自然減緩果實成熟變軟的速度。如此一來，番茄就能延長停留於藤蔓上的時間而不必過早採收，更可以減低運輸上的耗損程度及拉長上架後的保存壽命。

聽起來似乎是一項不太困難的技術，只要關閉某項讓 PG 酵素表現的基因就好了。然而，實驗室裡開關基因是一回事，以商品型態上架販售的生意又是另外一回事。

首先，莎弗番茄計畫得先砸下大把的銀子。加基公司的科學家除了要與時間賽跑先行發表研究論文外，更要搶下技術專利權，方能在番茄市場上拔得頭籌。一九九四年之前，由於全球根本沒有基因改造食品申請上市販售的先例，因此加基公司申請許可，核准商業種植販售及美國食品藥物管理局評估審核程序，對所有人來說，是全新嘗試。

貝琳達·瑪逖瑙（Belinda Martineau）博士是參與莎弗番茄計畫的科學家，在她的著作《番茄一號》中，用極大篇幅鉅細靡遺的描述自己與加基公司經營者及科學家，為回應 FDA 提出各種安全質疑所做的諸多努力，而這一段漫長的申請程序及檢附資料，最後成為其他公司申請基因改造食品核准上市的標準參考程序。

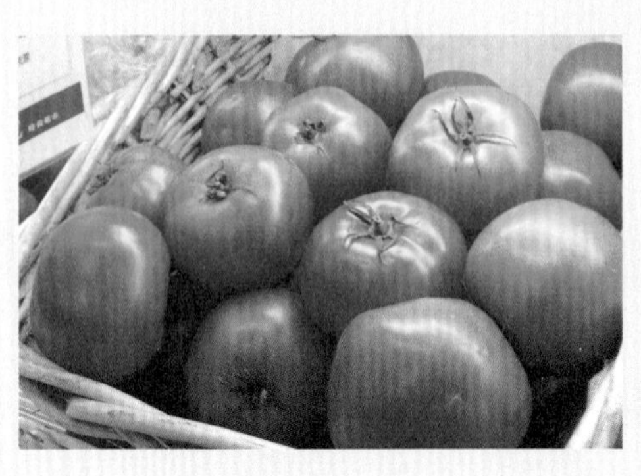

一九九四年五月二十一日星期六，全球第一株基因改造食品莎弗番茄正式公開上市銷售。然而榮景不長。加基公司發現，莎弗番茄的基因改造特性主要表現於產品後半段，雖然成功延長在貨架上的保存時間，但在前端藤蔓上的成熟強度並未如預期，因此在採收及運送上與其他傳統番茄差異不大，也就是說原本期望可耐得住長期運送的堅硬特性並未出現。加上颱風天災及墨西哥種植失敗的人為因素之下，銷售成果不如預期，股價更開始持續下探，每季均以赤字收支作結。

早已投入基因改造作物研發的孟山都公司於次年一九九五年入股加基公司，直到一九九七年全面收購，而虧損連連、市場一直未見起色的莎弗番茄自此完全消失於貨架上。

基改小故事

北極蘋果——全球第一個基因改造蘋果

經過三年的審核等待過程，加拿大「歐卡納根專業水果公司（Okanagan Specialty Fruits Inc.）」以金冠（Golden Delicious）與澳洲青蘋（Granny Smith）兩種品項研發出命名為「北極（Arctic）」的基因改造蘋果，在二〇一五年二月通過美國農業部核准，成為全球第一顆商業化生產的基因改造蘋果。

首顆基因改造蘋果強力放送的特性是什麼呢？

切開之後，蘋果顏色不會因時間過久而轉變成褐色！

我們都知道，蘋果切開之後很快開始變色，在食品科學中稱之為褐變（browning）。為了讓蘋果不變色，從小我們都學會盡快吃完，或浸泡在鹽水中一段時間保存。褐變的起因主要是由於果實內酵素間相互作用：當蘋果細胞因為切口或損傷時，原本在蘋果中分隔的多酚氧化酵素（PPO）與多酚類會互相接觸並產生反應，使得蘋果產生褐色色素。

而這種名為北極的基因改造蘋果，則是科學家透過一種 RNA 干擾（RNA interference）的基因工程方式，由雙股 RNA（double-stranded RNA, dsRNA）引起基因沉默（gene-silencing）現象，讓北極蘋果不產生多酚氧化酵素，自然切開之後也不會發生褐變效應。

為什麼蘋果不要變色這件事這麼重要呢？根據歐卡納根公司北極蘋果官網上的說法，由於不發生褐變，對健康有幫助的抗氧化劑便不會在褐變過程中消耗殆盡，再加上沒有惹人生厭的顏色，讓蘋果看起來依然美味，消費者就不會隨意丟棄造成浪費，吃下更多蘋果也讓人們更健康！

不過對於北極蘋果所勾勒如此美好的願景，關心基因改造食品風險的美國民間團體卻沒有這樣樂觀。

有機消費者協會（Organic Consumers Association）表示，近來已有研究顯示 dsRNA 可藉由攝食從植物轉移到人體和其他動物身上。很多生物科技學者提出證據，存在食物中的 dsRNA 經過胃部及腸道消化之後依然存在，甚至進入人類的血液及組織中產生干擾。他們主張，

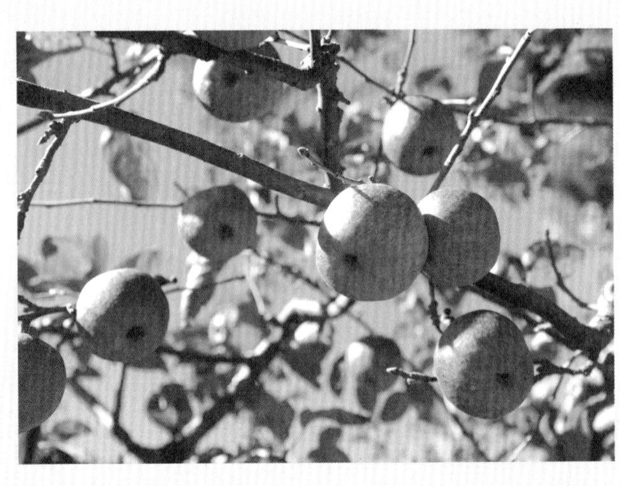

基因改造蘋果應該先完成安全研究，證明dsRNA不會對人體產生傷害，才能上市銷售。再者，許多反對人士認為，基因改造蘋果的主要市場目標不是個人消費者，而是瞄準號稱提供健康新鮮水果的速食餐廳，鎖定的銷售對象則為養育幼童的母親。

目前美國消費者團體正發動連署行動要求麥當勞（McDonald's）、溫蒂（Wendy's）等速食業龍頭公司，公開宣告未來不提供包含基因改造蘋果的餐點。

基改小故事

天生馬鈴薯（Innate potato）——低丙烯醯胺的基因改造馬鈴薯

二〇一四年十一月，美國農業部核准J.R. Simplot公司所開發、名為天生（Innate）的基因改造馬鈴薯上市，其主要特性為天門冬醯胺（asparagine，常見的胺基酸之一）含量較低，並能減少馬鈴薯因碰撞產生的傷害。

天門冬醯胺或許沒聽過，但台灣民眾對其經過高溫油炸後與醣類作用產生的物質——丙烯醯胺（acrylamide）並不陌生。近年來研究顯示，丙烯醯胺攝取過量有致癌風險。因此J.R. Simplot公司利用基因靜默技術，藉由關閉某些基因的作用，降低基因改造馬鈴薯的天門冬醯胺含量，進而達到減少高溫油炸或燒烤過後產生丙烯醯胺的目的。

如同不會褐變的北極蘋果一樣，基因工程學家也利用基因靜默的方式關閉馬鈴薯塊莖產生多酚氧化酵素的機制，以減少因碰撞產生的黑色斑點，使得倉儲運輸更為方便。

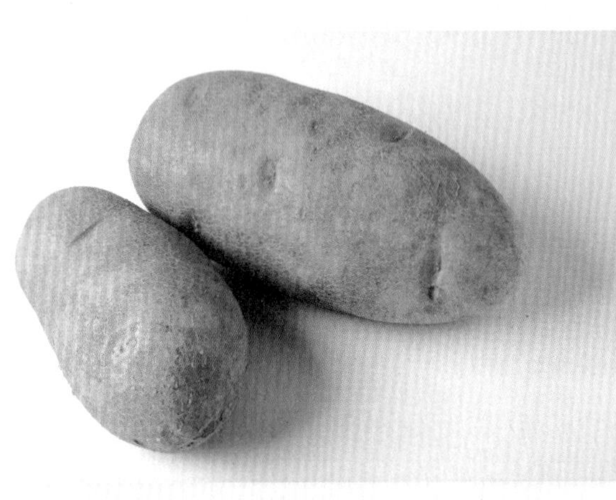

該公司的官網宣稱，第一代的天生馬鈴薯不僅可以減少運輸及儲存時因碰撞產生的損傷，相較於其他馬鈴薯在高溫下產生的丙烯醯胺，天生馬鈴薯減少了約 70％，在商業上極具價值優勢。

此外，官網也宣傳這種基因改造馬鈴薯使用本國或來自墨西哥種的野生馬鈴薯基因，而非引進外源基因；利用塊莖繁殖、不以種籽播種減少交叉污染的機會；不需使用特殊的殺蟲劑或肥料等優勢。

看來不錯？從此薯條或洋芋片的愛好者可以大快朵頤不用擔心致癌風險了？

英國民間團體「基改觀察（GMWatch）」批評此項產品根本就是多此一舉。馬鈴薯品種相當多，特性也不同，基改觀察指出天生馬鈴薯以原本天門冬醯胺含量較高的 Russet Burbank 品種來研發基因改造品項，目的在降低其含量，但卻忽略某些傳統非基因改造馬鈴薯品種的天門冬醯胺含量本來就較低，如 Agata 品種。

而且，在強調對抗碰撞損傷的問題上，歐洲的 Kifli 品種馬鈴薯就可以解決這個問題，何需藉由基因工程方式改進。

雖然通過核准，但這項以瞄準速食業薯條商業大餅的基因改造產品，似乎並不怎麼受到青睞。速食龍頭麥當勞與薯片製造商菲多利（Frito-Lay）均表示，目前都沒有使用此基因改造馬鈴薯的計畫。

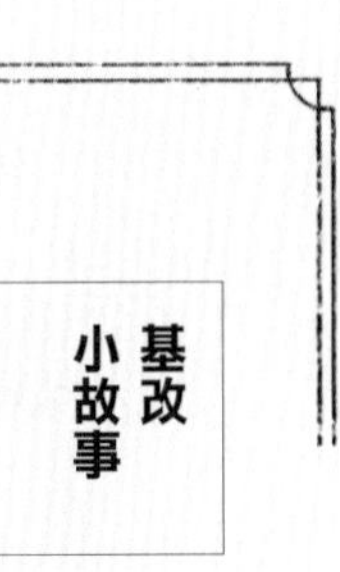

基因改造木瓜——抗輪點病毒的基因改造品種，是救星還是災星？

提到基因改造水果，許多台灣人的第一個反應多半是「木瓜」。不過，基因改造木瓜與其他基因改造作物一樣，在台灣並未取得核准上市的許可。

在台南、高雄、屏東等地的主要產區，金黃碩大的木瓜果實幾乎全年可收成，一年四季在水果攤上都能看得到，農民種植木瓜收益也相當不錯。但是，木瓜一旦受到蚜蟲傳播的輪點病毒感染，整顆植株到果實都會受到影響以致無法食用，對木瓜產業造成致命性的損失。

中興大學植物病理學系葉錫東教授投入抗輪點病毒基因改造木瓜研究歷時二十年，但尚未通過農委會商業種植的審查核可。

既然多年來未獲種植許可，台灣人為何對基改木瓜印象特別深刻？主因應為二〇〇三年起，只在研究單位中進行田間試驗階段的基因改造木瓜，竟然出現在市面上流通販售，經立委踢爆質詢，為衛生署的

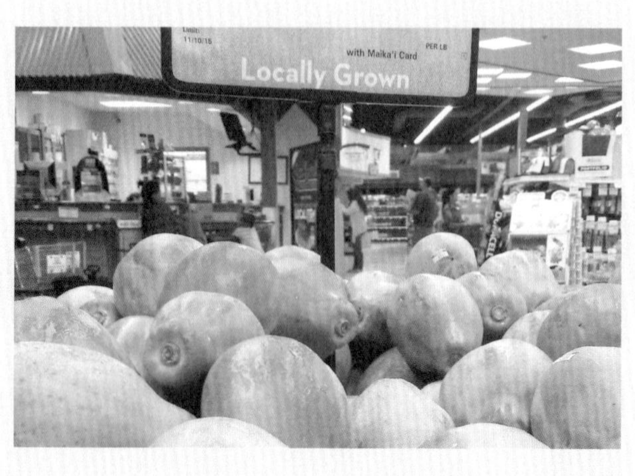

主管機關到市場抽驗出一成的基因改造木瓜，顯示農民偷種的情況嚴重。農委會甚至曾於二〇〇五年在南部一處有機果園中，發現遭受基因污染的木瓜樹。農糧署等主管機關採取宣導、抽查和輔導等做法，希望可以根本消除違法種植基因改造木瓜的情況。

不過，二〇一一年二月下旬，日本農林水產省宣布，在沖繩檢出未經核准的基因改造木瓜，其基因具有和台灣研發之基因改造木瓜相同的基因序列，這個木瓜品項並未經過安全性審查，日本政府隨即禁止販賣，並針對所有木瓜種苗業者進行種子檢測。

同一年，日本因受到美國貿易壓力，終於開放進口夏威夷基因改造木瓜，於好市多（Costco）開始銷售。然而整體販售情況並不佳，民眾購買意願不強，許多主要通路根本不願意進貨。

隔海來看美國夏威夷。木瓜為本地常民生活不可或缺的水果，連種籽都能入菜製成沙拉醬汁，也是高經濟價值的出口商品。但同樣遭受輪點病毒的肆虐，曾經在五〇和九〇年代造成相當嚴重的損失。抗木瓜輪點病的基因改造品種彩虹（Rainbow）等在九〇年代末期研發成功獲准上市，並陸續推廣到美國和加拿大的市場。

夏威夷的基因改造木瓜的三種品項——彩虹、SunUp和Kamiya/Laie Gold幾乎已經鋪天蓋地席捲了整個夏威夷的木瓜產業，也讓這島嶼天堂成為全球基因改造木瓜最主要的生產地。

關於基因改造木瓜的爭議也不曾稍減，包括產量效果不如預期、在美加本土銷售需與中南美洲進口的木瓜競爭、人類過敏與腸胃道病變風險疑慮日漸加深、非基改與有機木瓜遭受基因污染難以控制……。

舉個例子來說，彩虹木瓜中的基因轉殖技術為孟山都所擁有的專利權，種植有機與非基改的農人如果在不知情的狀況下，木瓜樹遭受基因改造木瓜的基因污染，仍有可能因為侵害孟山都的基因改造種子專利權而吃上官司。

由於主管機關的放行，基因改造木瓜在中國東南地區和香港也相當普遍，基因污染的情況益發嚴重。

目前台灣學界與農民開發出其他對抗木瓜輪點病毒的方法，包括網室栽培和傳統育種的抗病新品系等，意謂著基因工程並非唯一解決之道。二〇一五年初，農委會以一紙公告，中興大學葉錫東教授所申請的「雙重抗木瓜輪點病毒及木瓜畸葉嵌紋病毒性狀基因轉殖木瓜田間試驗」未過，再加上消費者對基因改造食品的諸多疑慮，本土基因改造木瓜在台灣上市的前途未卜。

基改
小故事

AquAdvantage 鮭魚——雌性不孕的基因改造鮭魚

北美一家 AquaBounty Technologies（ABTX）公司早於一九九二年就設計出名為 AquaAdvantage Salmon（AAS）的基因改造鮭魚第一代原型，其後十多年投入研發，開發出將身形龐大的帝王鮭和具抗凍能力的大洋鱈魚兩者基因加入大西洋鮭（Atlantic salmon）身上。

多次傳出 AAS 即將上市販售，成為全球第一個商業養殖供食品用途的基因改造肉品，但至今仍然未獲 FDA 審核通過。

植入大洋鱈魚的抗凍蛋白基因，讓 AAS 鮭魚即使在水凍天寒的冬季也可生長，與原來鮭魚到了寒冬就停止生長的特性相比，成長加速，將需時兩三年的養殖期，縮短為十六至十八個月就可以上市。這代表大幅減少飼料養殖成本，獲利較傳統鮭魚來得更高，ABTX 宣稱基因改造鮭魚可提供價廉物美的鮭魚肉來源。

AAS 被設定為只有雌性單一性別且無法生育，ABTX 規劃魚卵將在加拿大生產，其後運到巴拿馬高原上養殖，減少對沿海環境危害的可能性，加上鄰近消費市場優勢可減少長途運輸的能源消耗；搭配嚴格完善的管理條件，不會因逃脫到野外散佈傳染疾病或汙染野生鮭魚族群等管理養殖方式。

雖然公司宣稱 AAS 基因改造鮭魚均為不孕的雌性鮭魚，但民間團體 Center for Food Safety 指出在特別的壓力之下，鮭魚會改變性別，難保基因汙染事件絕對不會發生。

Food and Water Watch 組織揭露，加拿大基因改造鮭魚審查報告書中指出 AAS 較傳統鮭魚更容易感染一種殺鮭氣單胞菌，美國 FDA 評估時並未將人體健康及環境的疑慮列入考量；此外，生長速率實不如 ABTX 公司宣稱的這麼高，會發生急遽降低的情況，且許多不可預期的變化，顯示該轉殖基因不夠穩定。

美國 FDA 提出的環評報告也很值得推敲。雖肯定基因改造鮭魚不會對國內環境造成顯著影響，但前提是在「境外」進行生產與加工。換言之不讓活著的基因改造鮭魚出現在美國，加工處理了之後再輸入，對美國的威脅自然降到最低。但對加拿大和巴拿馬的環境風險呢？這就不在評估範圍之內了。

基因改造鮭魚代表的商業壟斷與龐大的經濟利益，也一直為人所詬病。反對者指出，如果這種生長速度較快的基因改造鮭魚上市販售，勢必會嚴重侵蝕傳統鮭魚的市場，進而讓掌握此專利權公司形成壟斷之勢；再者，基因改造鮭魚此例一開，或許就幫排隊等候的各式基因改造動物大開方便之門了。

研發至今二十年，基因改造鮭魚還未游進消費者的生活飲食中，有人認為FDA不願積極處理審核事宜正是某種以拖待變的策略，而以當前全球消費者反對基因改造科技的龐大力量來看，基因改造鮭魚核准上市，可能還遙遙無期。

第三章

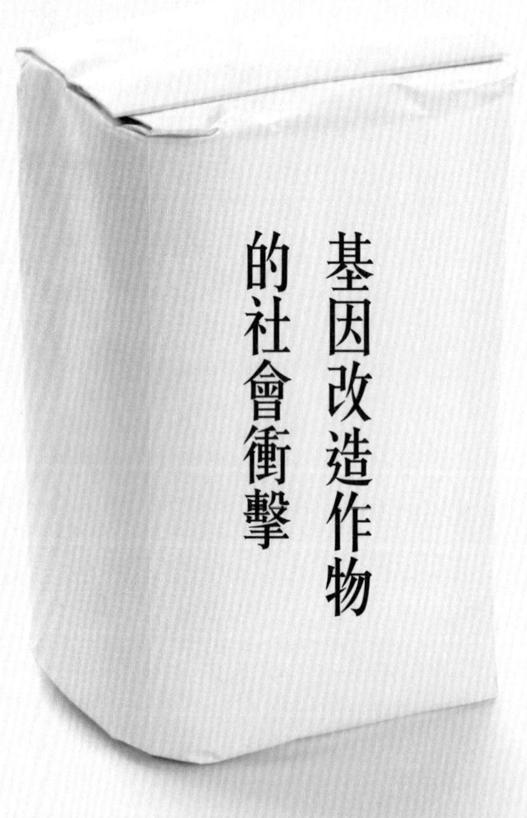

基因改造作物的社會衝擊

（場景：由孟山都公司等跨國企業贊助的科普座談會上，講台上權威學者正告訴台下的青年學子。）

「基因改造作物跟傳統育種一樣，二十年來沒任何案例證明，有人吃了基因改造食物而死亡。

基因改造作物可以提供廉價的食物來源，你難道願意看著窮人因買不起有機食品而餓肚子？

我自己是學科學的，只講究科學證據，我都會買基因改造食品，這些產品在上市前經過嚴格的審查機制，與傳統食物完全相同。

你們千萬不要相信一些所謂的反基改國際人士或有機團體的恐嚇言論，認為基改就是邪惡的產品，你們看我像是危害社會欺騙大眾的人嗎？」

坐在明亮寬敞看來十分專業的演講廳裡，聽著自詡為講究證據和數據的科學家夸夸而談。心裡最大的疑惑是，為何二十一世紀的食物安全已經降低到「吃了不會死」的標準？基因改造作物是近二十年來全球最大的爭議之一，如果吃不死人真的是唯一考量，是否只要評估致死率就可以解決糧食安全與飢餓問題？

二〇一五年五月，台北市某議員在社群網站的個人臉書貼文，高分貝批評校園午餐漲價五元。他的理由是學生午餐調漲的費用，不應用於採購非基因改造與有機食材，此舉有圖利特定供應商之嫌，造成學生家境貧富間的階級壓迫。市議員強調，想吃有機食物的家長應該幫小孩帶便當，多數家長應該希望五元用於多顆蛋或多些肉。按照這種邏輯，要求非基因改造食材居然成為校園裡的階級壓迫。

若從上述發言的邏輯來看，基因改造食物只要確定對人體沒有致死的疑慮，所有人就該歡欣鼓舞的張開雙手擁抱這二十一世紀號稱可餵飽世界的農化產品。

然而，掀開錯綜複雜的基改黑幕一角，我們看到種種不堪的事實：基因改造種子的專利權掌握在全球六大農業生技公司的手中；大量種植耐除草劑的基因改造作物，使得生產者需要噴灑更多農藥，破壞當地的土地與水資源生態；基因改造種子很有可能污染當地的傳統原生種子，進而減低生物的多樣性，導致枯燥單一的脆弱生態系……。

基因改造作物與食品因為牽涉到全球化下的環境生態、健康風險、生物倫理、公平正義與在地文化等議題，範圍甚廣且爭議不斷。以二〇一五年米蘭世界博覽會為例，聚焦於食物，以「餵養地球，生命的能源」（Feeding the planet, energy for life.）為展覽主題，強調食物不只是單純的種類、養分和數字而已。面對基因改造作物與食品，我們豈能以人體的健康風險為單一考量，卻忽略整體生命系統的全面關照？

本章從「環境生態」、「健康風險」與「公平正義」等三個面向切入，討論備受爭議的基因改造作物與食品如何影響當今社會與日常生活。

01

農藥濫用影響生態環境

農藥使用量不減反升——基改公司與農藥大廠的利益關係

從除草劑談起。

擁護基因改造科技的農企公司與科學家經常使用的遊說話術之一：研發具有耐除草劑與抗蟲特性的基因改造作物，就能減少農藥的使用，進而保護環境。

但事實果真如此？

二〇一二年一篇針對美國境內主要種植的六種基因改造作物的調查報告指出：自一九九六至二〇一一年間，針對耐除草劑的玉米、黃豆、棉花、Bt玉米（抗歐洲玉米螟）、Bt玉米（抗玉米根蟲）、Bt玉米（抗鱗翅目昆蟲）所做的除草劑與殺蟲劑總使用量研究顯示，其中除草劑的使用量增加二億三千九百萬公斤，殺蟲劑則減少五千六百萬公斤，總和來說，農藥的使用量增加一億八千三百萬公

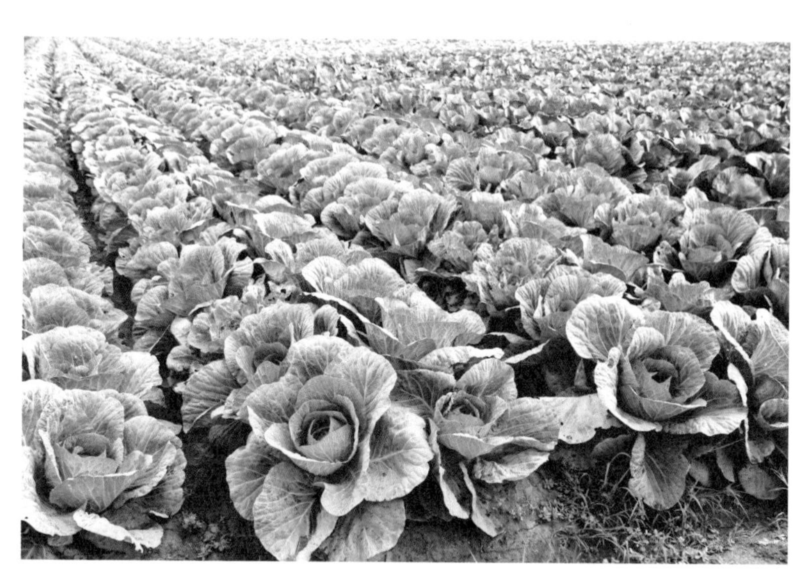

斤，增加比例約7%[1]。

該篇論文的作者在結論明白表示，基因改造作物並不如擁護者所一直標榜的可減少農藥使用量，相反的，由於日漸普及的耐受嘉磷塞雜草，反而必須多噴灑除草劑。雖然殺蟲劑的使用量減少，但仍趕不及除草劑的增加數量。

1 Impacts of Genetically Engineered Crops on Pesticide Use in the U.S. - the First Sixteen Years.

全球二十八個種植基因改造作物的國家，實際的狀況究竟如何？基改大國美國的總體農藥用量增加得令人吃驚，那麼種植基因改造作物面積居次的巴西呢？巴西的農藥銷售量，從二〇〇六年的四百八十萬噸到二〇一二年的八百二十六萬噸上升了72%，每公頃土地使用的農藥，從二〇〇五年的七公斤上升至十・一公斤。第三名的阿根廷，嘉磷塞的使用量從一九九五年的八百萬公升狂飆至二〇一三年已超過兩億公升，大多噴灑於基因改造的黃豆田間。

美國、巴西、阿根廷的情況看起來極為相似。

或許可以繼續追問：反過來看，種植抗蟲的基因改造作物，減少殺蟲劑的使用量，這是否表示基因改造作物在除蟲防治方面真的有效？許多資料顯示，或許一開始情況確實如此，一旦基因改造種子成為主流，田間蟲類產生抗藥性後，跨國農企公司為了提高效能，便將種子裹上「類尼古丁」農藥出售，告訴農民基因改造種子除了原本就具有抗蟲特性外，又多了可以抵抗其他害蟲的效果。

促銷話術描繪的願景「錢」途雖然美好，但收成結果卻顯示，基因改造種子產量不如預期，殺蟲劑的使用量更是不減反增。

讓我們不死心地繼續追問：非基因改造又不是有機耕種，作物種植時也會噴農藥，怎麼能將農藥使用量的上升完全怪罪於基因改造作物？

拿美國的例子來解釋。全美國種植的黃豆有 90%為基因改造，玉米則為 70%，比例都相當高。倘若基因改造作物真符合當初基因工程科學家預測可減少農藥使用量，又該怎麼解釋那增加的一億八千三百萬公斤農藥？難道可以都賴在 10%非基因改造黃豆和 30%非基因改造玉米的耕作使用上？

數據說出了真相，更照鑒利益糾葛裡的因果關係：研發基因改造種子的跨國公司原本就是生產農藥的廠商。

一份二〇一三年的統計報告顯示，全球種子公司的前三名龍頭老大分別為孟山都、杜邦與先正達，市占率各約 26%、18.2%與 9.2%，合計達 53.4%，而前十大公司則坐擁全球七成五的市場，正是左手翻雲右手覆雨的最好寫照。

近二十年來，孟山都最暢銷的基因改造種子擁有可以抵抗嘉磷塞除草劑的特性。嘉磷塞的出現比基因改造黃豆和玉米都要早得多，一九七〇年代就已經出現在一支叫做「年年春（Roundup）」的農藥產品中，並由生產公司申請專利，這家生產公司就是孟山都。其後許多農藥也使用此一成分，數十年來銷售長紅，成為全世界最暢銷的商品。

由於嘉磷塞的全球各地專利權於一九九一年之後陸續到期失效，為了佔據農化市場上的銷售優勢，孟山都公司開發了 Roundup Ready 的基因改造作物，用抗嘉磷塞的基因改造作物來維持專利與獲利。這顯然就是買 A 強迫推銷 B 的策略，買了號稱可以抵抗嘉磷塞的基因改造種子，當然就是要配上嘉磷塞除草劑才有用。這個策略證明非常有效，讓孟山都在全球種子與農藥生意上立於不敗之地。

位居第二的杜邦公司，台灣人也不陌生，這間美國著名的化學公司透過旗下子公司——先鋒良種國際（Pioneer Hi-Bred International）來販售基因改造種子。第三名的先正達則是瑞士公司，以農藥與種子商品聞名。近年數度傳出孟山都意欲收購先正達，倘若合併成功，二合一的孟山都先正達將成為全球最大的種子與農藥化學公司，不過，根據最新消息指出，孟山都已宣布撤銷此合併案。

衛福部資料庫中顯示，台灣目前允許進口的九十七項基改食品原料中，孟山都佔了三十五項、先正達二十三項、杜邦十八項、拜耳（Bayer）十二項、道禮（Dow）八項、巴斯夫（BASF）一項，也頗符合這前十大公司的全球市佔排名情況。

假設真如基改公司廣告強力放送的話術所言，基因改造種子的推廣大大減少了農藥使用量，孟山都等公司豈非自掘了產品滯銷的墳墓？因此，綜合農藥使用量上升以及跨國農藥大廠身兼基因改造種子廠商的這兩項事實，不禁令人懷疑：基因改造作物可以減少農藥使用量？

超級雜草的困擾——除草劑大量噴灑的後遺症

基因改造種子與年年春嘉磷塞所帶來的另一大問題是超級雜草（super weed）。再以孟山都為例，試著理清這把野火燒不盡、「春」風吹又生的雜草始末。

一九九〇年代，孟山都研發出抗除草劑的基因改造種子，並鼓吹農民使用。既然種子不怕農藥，管理田間的雜草就簡單省事得多了，除草劑噴灑劑量夠多，效果顯著之外，也可收事半功倍之效。一開始很順利，但是越來越多的生產者大量種植同一種基因改造作物，噴灑同一種農藥，造成生態系單一化的問題層出不窮。首先，單一化的生態體系十分容易因為外力變化而崩解。再者，基因改造作物都有相近族群的雜草，廣泛種植基因改造作物，使得抗除草劑基因轉移至雜草，雜草同樣產生抗除草劑特性，最後成為農藥毒不死、除不盡的超級雜草。美國核准商業化種植基因改造作物才不過四、五年，問題便逐漸蔓延開來，從二〇〇〇年到今日已成為一個全球普遍的困境，有些超級雜草甚至同時擁有抵抗三至四種除草劑的超能力。

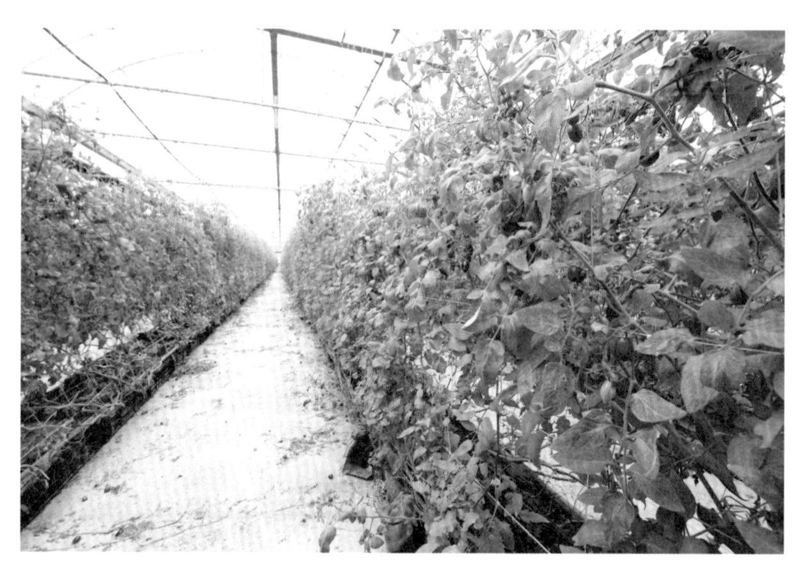

因此，當某種特定的除草劑已經沒有辦法產生效果，基因改造種子公司（或稱為農藥大廠）該如何因應各地陸續回報的窘境？當然就是把危機操作成轉機，順勢強推另一新的基因改造種子，鼓勵大家換購買另一種除草劑。

二〇一四年，美國核准同時上市耐受嘉磷塞與2,4-D兩種化學農藥的新品種基因改造玉米與黃豆。這種名為Enlist Duo的基因改造種子，是美國道禮公司花了十年時間才推出的新品種。不須太多想像力便可預見，2,4-D 除草劑將循著嘉磷塞的腳步，再度開展一次如前所述的農業生態惡性循環，陰魂不散的超級雜草無法斷根，只是換成另一些品種。

嘉磷賽和 2,4-D 這兩項暢銷熱賣的農藥，都在二〇一五年被世界衛生組織轄下的國際癌症研究署（IARC）列為人類致癌等級極高的「可能致癌物」。2,4-D 並非什麼新鮮玩意，自一九四六年上市銷售至今，是越戰惡名昭彰的軍用化學武器橙劑（Agent Orange, 又稱落葉劑）的主要成分。橙劑在越戰時造成越南人民和美軍人身危害及環境污染，一直持續到四、五十年後的今天。

超級雜草影響到作物種植的成本。

二〇〇八年美國南方的農友處理每一畝超級雜草的成本約為三十五至四十美元，不出幾年，有些州已經暴漲到需要耗費一百五十美元才能解決，時至今日還多出十幾種抗除草劑的雜草種類，專家警告情況將更加惡化。

擁護基因改造的人則表示，雜草並沒有那麼超級，它其實非常脆弱，而將這種現象解釋成農業史上常見的物競天擇演化過程：人類噴灑農藥，自然界中產生與之抗衡的物種，科學家再研發更厲害的農藥來應付，這種周而復始的對抗，正是自然界的現實。

以上這種說法是倒果為因。正是因為農藥大廠生產抗除草劑的基因改造種子，農藥濫用情況嚴重，才導致出現抗農藥特性的超級雜草。

超級雜草產生的結果案例顯示，環境被破壞、作物生產成本提高、農民被迫暴露於更高的農藥風險當中。唯一獲利的是賺得荷包滿滿、股票上漲的種子與農藥兩手販賣的農企公司。

消失的蜜蜂與蝴蝶——

蜜蜂迷航與餵食「類尼古丁」相關？

二〇〇六年，美國西北部開始出現蜜蜂集體消失的情況，後續在歐洲與北愛爾蘭都出現類似的觀察報告，這種症狀被稱之為「蜂群崩壞症候群」（Colony Collapse Disorder ,CCD）。科學家對此情況百思不得其解，紛紛試圖找尋事件起因，是因為蜂蟎肆虐？氣候劇烈改變？環境荷爾蒙？工時太長？蜜蜂基因庫的萎縮？還是基因改造作物帶來的農藥濫用？

包括哈佛大學公衛學院等最新調查研究顯示，蜜蜂的消失與類尼古丁的農藥有關。台灣公共電視於二〇一四年推出的自製紀錄片《蜂狂》，試圖從公共衛生與食品安全等面向，探討人類過度使用系統性農藥而導致的生態浩劫。台灣大學昆蟲系教授楊恩誠與哈佛大學呂陳生教授的實驗研究皆證實，蜜蜂被餵食類尼古丁農藥之後，會產生迷航現象。

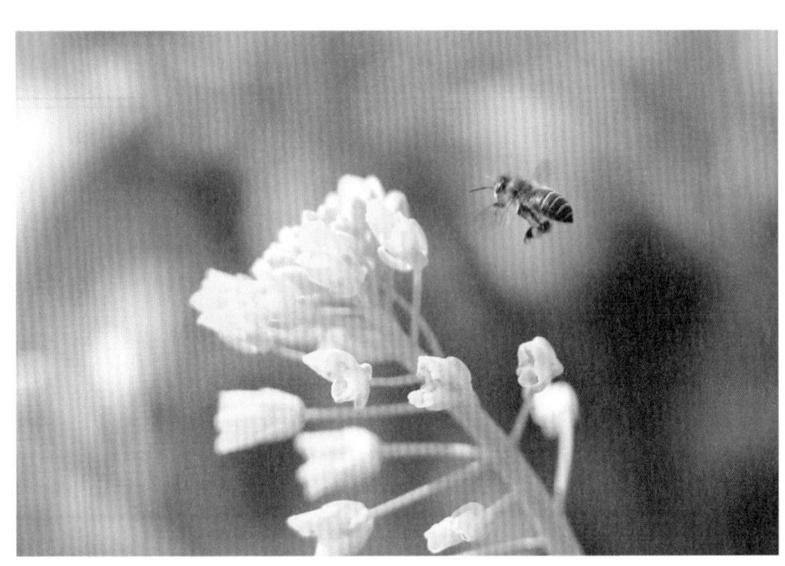

二〇一三年歐盟食品安全局採取預防性措施，限制可尼丁、益達胺及賽速安等三種藥劑，不得使用於植物之種子、土壤處理與葉面噴灑，以保護蜂群。行政院農業委員會動植物防疫檢疫局也表示，台灣參考歐盟規範，新增蜜蜂毒性試驗資料之規定，修正發布「農藥理化性及毒理試驗準則」。

蜜蜂迷航與餵食「類尼古丁」相關，這字眼似乎有些眼熟？

先前談到農藥使用量上升的時候曾提及，跨國農企公司研發出將基因改造種子裹上類尼古丁農藥，以彌補基因改造種子日益消退的抗蟲特性。如果蜂群崩壞症候和基因改造作物種植面積增加相符合，不得不強烈質疑兩者之間的相關性。

另外一個常被拿來討論的是美國的帝王斑蝶銳減事件。之前引起爭議的實驗，重點在於被餵食 Bt 基因改造玉米花粉的幼蟲是否真的有較高的致死率？不過，有另外一個研究重點較為人所接受，指出因為過度使用除草劑，導致帝王斑蝶的主要食物馬利筋草大量減少，間接造成帝王斑蝶族群的衰退。

環境中的農藥殘留——透過食物或飲水進入人類體內

農藥濫用的問題當然不只留在土壤裡。過度使用的農藥，是否可能透過自然界的循環流入河川、湖泊及海洋等水體當中？或者散布於人類呼吸吞吐賴以生存的空氣中？

答案似乎是肯定的。

二〇一四年二月美國地質調查局（U.S. Geological Survey, USGS）發表於《環境毒性與化學（Enviromental Toxicology and Chemistry）》期刊上的一篇文章——「密西西比州空氣及雨水中農藥：一九九五年與二〇〇七年的比較」（Pesticides in Mississippi air and rain: A comparison between 1995 and 2007），研究指出，二〇〇七年86%的空氣與77%的雨水樣本中，驗出嘉磷塞與仍具有毒性的降解物質AMPA，而十二年前的一九九五年則並未檢測到。

全球開始商業化種植基因改造作物始自一九九六年，逐年擴張至今，約占全球十分之一的可耕地面積。科學家提出各種研究數據與證據，說明基因改造作物與除草劑使用量上升之間的密切關係。而 USGS 的這篇報告正反映出農藥的過度使用，讓人類暴露於原本不存在於生活環境中的毒性物質風險之中，進而可能對健康產生負面影響。

越來越多調查資料顯示，這樣的擔心並不是空穴來風。

歐美民間組織將民眾提供的母乳及尿液送檢，結果發現樣本中有嘉磷塞殘留，二〇一五年歐洲綠黨針對婦女調查也發現類似的情況。受限於經費，檢測的樣本數並不多，但也足可說明除草劑已經透過食物或飲水等管道進入人類體內，且未如農化公司宣稱可輕易迅速地代謝出體外。

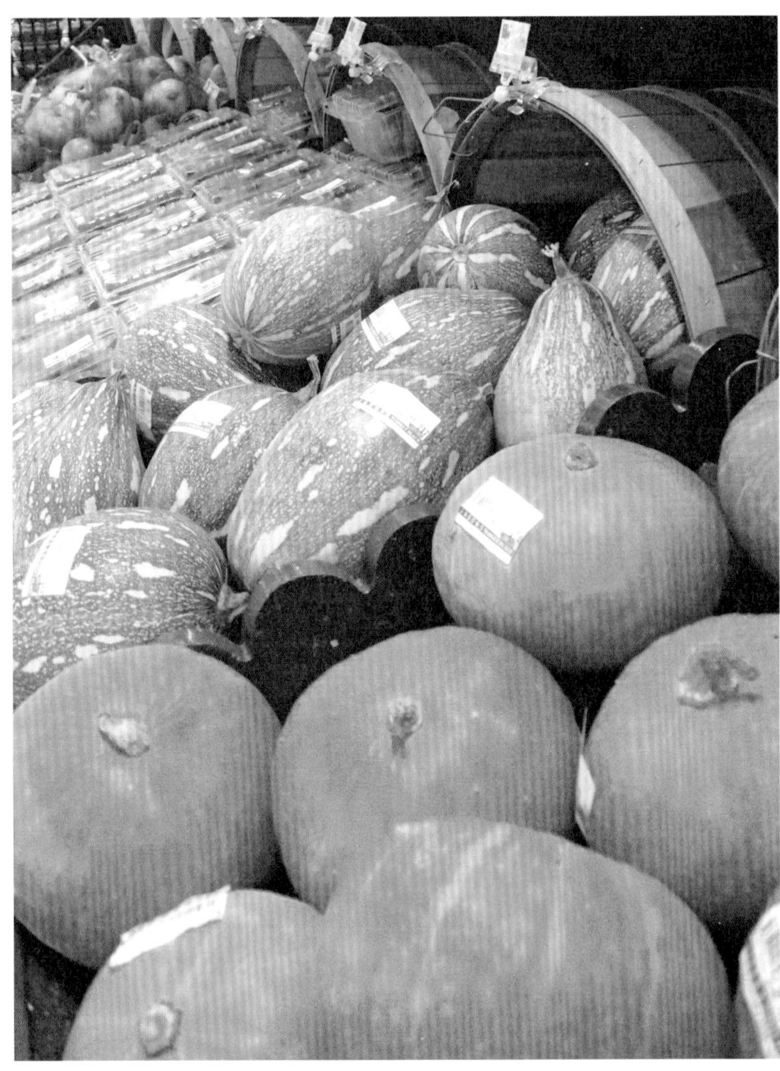

02

健康風險無所不在

致病證據多，各國提出禁用訴求

食用基因改造作物是否會對人體產生健康危害，一直是擁護和反對基因改造作物雙方陣營彼此爭論不休的關鍵，也最讓消費者感到莫衷一是的環節。學術界和環保、食安民間倡議組織陸續將越來越多的證據公諸於世，警告民眾風險確實存在，不容漠視。

嘉磷塞列入「可能致癌」的項目——全球發起禁用嘉磷塞運動

二〇一五年三月，世界衛生組織旗下IARC將嘉磷塞列入2A等級的「可能有致癌風險」項目。旋即，國際間開始針對其使用情況展開一連串研擬管制的討論。

歐盟、美國及加拿大官方考慮重新評估，而巴西，荷蘭，斯里蘭卡和薩爾瓦多等國則試圖禁止使用。全球種植基因改造作物面積第三大國的阿根廷，長期噴灑大量農藥，深受破壞環境生態之苦，更有一個由三萬名專業醫生和醫療健康相關專業人士組成的FESPROSA組織，依據獨立科學家所發表的嘉磷塞致癌致病科學證據，提出禁用訴求。

不過在另一方面，基因改造種子大廠孟山都及遊說者則一再宣稱嘉磷塞無害，強烈要求世衛組織撤銷此項報告，至今未果。

病童營養補充品發現嘉磷塞殘留——最基本的要求應該是「無毒」

美國民間倡議團體「全美媽媽（Moms Across America，MAA）」發起資助一項研究計畫，委託專業檢測實驗室抽樣分析美國醫院小兒科開立給重症加護兒童的營養補充液內容成分，結果發現美國一家大公司出品的營養產品，於二十個樣本中有六件（30%）顯示殘留過高的嘉磷塞農藥，殘留量超過75ppb。在全美兒科加護病房中，經常將此項「營養即飲」提供給無法吞嚥食物或重症孩童，當作管灌補充或全部的營養來源。該公司旗下的系列商品，主打「專為孩童提供完整均

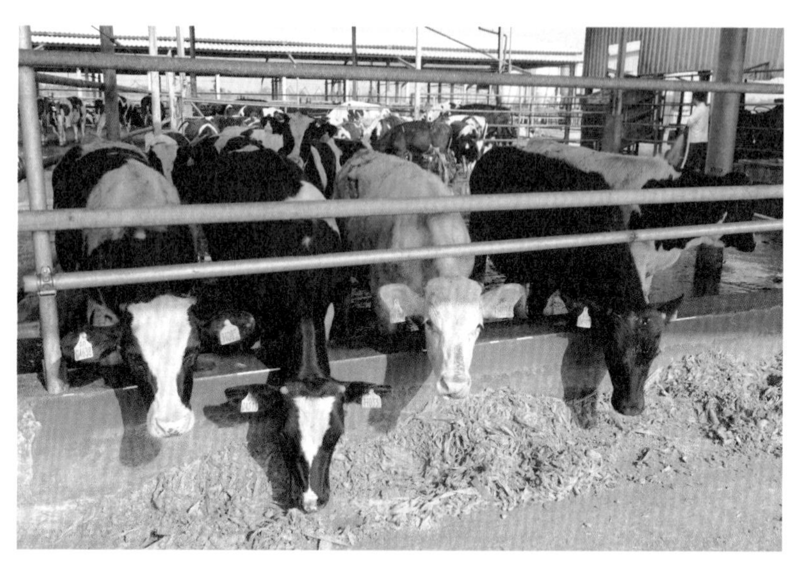

衡的營養來源」。

歐洲學者針對嘉磷塞使用在動物身上的實驗顯示，只要0.1ppb即可造成雞隻的腸道細菌損傷；0.05ppb 則對鼠隻的肝腎和性荷爾蒙造成影響。因此，在病童營養補充品採樣樣本中，發現高達 75ppb 以上嘉磷塞殘留量的結果令人震驚。持平而論，現代人生活中處處發現農藥殘留並不稀奇，與「毒」共存的這一代已見怪不怪。然而，罹患重症、攝食困難或體虛孩童的營養來源，最基本的要求應該是「無毒」，竟然在管灌補充，甚至是唯一的營養品中發現農藥嘉磷塞，對孩子、家長和照顧他們的醫護人員來說，情何以堪？

MAA 報告中推測，在美國生產製造的這款營養補充品中，含有基因改造玉米提煉出來的果糖糖漿及基因改造黃豆，極有可能是在種植或採收前，為了乾燥葉片而施灑年年春農藥，導致採收的種子殘留過多嘉磷塞。

當詢問 MAA 美國主管機構和該公司的態度，發起人告訴我們，對方毫無回應，顯然採冷處理方式以對。

MAA 並發起一項請願活動，敦促全球各醫院主管，正視重症住院病童管灌營養補充品內含的農藥問題，並立刻更換為有機食材以維護病童的健康。

嘉磷塞與現代諸多病症的關聯性——對人畜健康具有威脅性

曾造訪台灣並發表公開演講的麻省理工學院 Stephanie Seneff 博士與同僚 Anthony Samsel 教授，蒐集分析二百八十六篇學術研究論文，發現嘉磷塞與現代許多病症，如注意力不足過動症、阿茲海默症、出生缺陷、乳癌等有間接關聯性。

在 Seneff 博士及同儕學者多篇研究報告中指出，有鑑於嘉磷塞濫用情況與現代疾病發生曲線吻合，各界應立即進行深入和全面的研究。她亦認為基因改造作物濫用除草劑嘉磷塞，與近年來孩童自閉症比率上升有相關性，因為嘉磷塞會與人體中的錳螯合，而導致錳含量不足，從自閉孩童牙齒錳含量較正常孩童偏低的現象中顯現。

Samsel 教授則於受訪時揭露，孟山都公司早在一九八一年就已經知道嘉磷塞與多重器官組織與細胞腫瘤的增生有密切相關，卻以「商業機密」為由拒絕公開實驗報告。直到最近他以研究需求，要求美國環保署解密相關文件，事實才逐漸浮出水面。在「機密」檔案中的案例裡，已經指出嘉磷塞可能引起腺瘤（良性腫瘤）

和癌（惡性腫瘤）較高的發病率。換句話說，嘉磷塞存在的致癌風險被孟山都隱匿了三十多年，雖然國際間學者對此早有各種研究發表，但直至二〇一五年三月才正式被 WHO 公告，並列入對人體極有可能致癌物質的名單中。Samsel 博士目前仍被禁止對外談論孟山都嘉磷塞檔案的內容，只能分享他對於這些文件的想法。他認為嘉磷塞不僅「可能」致癌，而應列入「明確的」致癌物質！

探討基因改造食品謊言與風險的全球暢銷著作《欺騙的種子》一書作者 Jeffrey Smith，二〇一二年推出一支八十四分鐘的影片《基改食品的秘密》（Genetic Roulette: The Gamble of Our Lives）。

該片探討基因改造食品，與一九九六年之後快速上升的自閉症、過敏及腸胃疾病的關係。片中指陳種植基因改造作物地區過度使用農藥，也導致當地婦女不孕症與牲畜流產率上升；再者，基因改造飼料缺乏營養素，使得牲畜容易虛弱生病；而施打牛隻生長激素（rBGH），也因此讓乳牛乳腺發炎，以至於牛奶中含有太多的膿液；印度羊隻依照以往放牧方式，在 Bt 基因改造棉花採收後，到棉花田食用棉花莖葉，竟出現極高的死亡比率。

至於官方宣稱的基因改造食品安全論點，Smith 認為這是來自基因改造作物大廠的綿密政商網絡，利用經費援助以掌握科學詮釋權，並結合銀彈攻勢的傳媒影響力。

以美國人 Michael Taylor 的「旋轉門條款」事件為例，或可帶我們一窺產官政商學界的綿密勾連，令人匪夷所思。Taylor 曾是孟山都的辯護律師，轉換跑道至美國農業部（USDA）和食品藥物管理署（FDA）任職，為基因改造作物和食品安全審查把關，幾年之後再返回孟山都擔任副總裁和首席說客，最後還能回到歐巴馬政府任職 FDA 擔任資深督導及入主新成立的食安管理單位，多年間在孟山都、美國政府農業和食安主管機關間往來自如，所謂的公務員利益迴避原則，在他的身上完全無作用。

類似的戲碼一再出現，怎不讓人起疑：官方政府夸夸而談，宣稱基因改造食品安全無虞，該不會是跨國農企公司與本國主管機構合演的騙局？

法國學者 Gilles-Éric Séralini 二〇一二年發表一篇討論基因改造玉米和嘉磷塞引

發老鼠腫瘤病變的論文，遭受擁護基因改造科技陣營學者的群起攻訐，而成為全球備受注目的學者。他表示，從為期兩年的鼠隻實驗結果，足以合理懷疑，基因改造作物及其配套使用的農藥確實引發某些健康問題。

二〇一五年八月份，Séralini 再度與英國學者 Michael Antoniou 等聯名於《環境健康期刊（Environmental Health Journal）》上發表一篇論文，針對大鼠兩年的動物毒性試驗進行研究。研究顯示，實驗環境中的鼠隻長期暴露於嘉磷塞極低劑量的環境下，結果導致肝腎病變，因此低劑量嘉磷塞仍有可能對動物與人類產生顯著的健康影響。

越來越多科學證據顯示，基因改造食品與配套農藥對人畜健康具有威脅性，各國主管機構和販售產品獲利的農化公司應該立刻採取措施。例如，要求基因改造食品大廠公布實驗流程與數據，將資訊公開讓大眾審閱，以及立法要求食品必須強制基因改造標示，揭露暗藏在所謂先進科技與專利權黑幕之後的真相，還給民眾知情的權利。

03

公平正義的餐桌　我要乾淨安全的食物

拉丁美洲的殺戮農場——基因改造農作物，讓人類付出更多代價

在全球化的餐桌上，我們的每一口食物都有可能牽動著千里之外土地上的人們，所有人都不能置身與地球上息息相關的「蝴蝶效應」之外。比方說，我們此刻大快朵頤的麻婆豆腐、鐵板牛排，或許正是引發拉丁美洲土地與種族戰爭的元兇。

十二分鐘的線上短片《殺戮農場：餵養企業化農場的戰爭（The Killing Fields: The Battle to Feed Factory Farms）》談的正是此事。

跨國農業公司如孟山都、ADM、嘉吉（Cargill）在南美洲的巴西、烏拉圭、巴拉圭與阿根廷等國家，大規模種植基因改造黃豆。為了擴大耕種面積，大量砍伐破壞雨林生態，蔥鬱綠意逐漸化為滾滾黃土，原本依靠著森林生活的原住民，面臨土壤流失、河流被農藥污染、喪失原有的糧食自主權，必須轉而到城市討生活，

最終多數流離失所，貧窮度日。據統計，巴拉圭每年約有九萬居民因為土地開墾因素，被迫遠離原住地。

而持續居住在種植基因改造黃豆農場旁的居民，一樣深受其害。大型機械及飛機噴灑的除草劑，造成當地區域致病率居高不下，對生長中的小孩健康影響尤其嚴重，阿根廷農業省份查科省的新生兒的出生缺損，十多年成長了兩倍。

犧牲這些土地、環境、河流與居民健康而得到的基因改造黃豆，最後到了哪裡？可能變成美國或歐洲的牲畜飼料，最後成為超市貨架上的牛肉及豬肉；也有可能直接來到亞洲，製成豆漿或味噌豆腐湯等台灣學生的學校午餐，或烹調成素食者的盤中飧。

當我們錙銖計較基因改造與非基因改造豆腐，每盒價差一元、三元或五元時，腦海中是否會出現那些遠在南美洲的小孩及生產者，忍受著流竄於空氣、土壤和河流中的農藥毒素而勉力存活的畫面？基因改造作物的價格如此低廉，有多少成本是建立在破壞土地環境與弱勢人民健康之上？而實際賺到大把鈔票的是辛勤耕

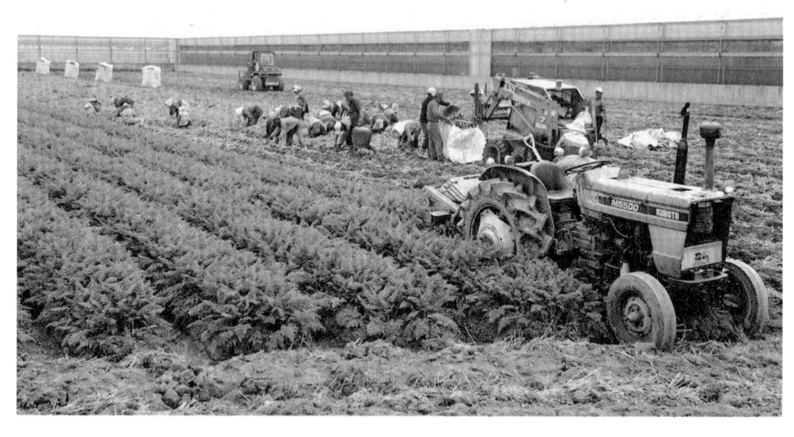

種的農戶，還是在期貨、股票市場上獲利的跨國財閥？

支持基因改造科技的人士曾經抨擊，要求校園午餐全面提供非基因改造食物給師生，墊高了午餐價格，形同高收入者對弱勢族群的階級壓迫。

實際上，把生產時所產生的環境污染、家庭社會崩解及身心健康受損納入成本計算，基因改造食品可能昂貴地難以想像。正在吃便宜基因改造黃豆的我們，或許要反省自己，是否因為追求廉價方便，不知不覺成為壓迫第三世界人民的幫兇？

阿根廷教宗的生態通諭——我們希望留給正在成長的孩子們一個怎樣的世界？

二〇一五年六月十八日，天主教教宗方濟各發表以生態為題的通諭——《願祢受讚頌：照顧我們共同的家園（Laudato si'：On the care for our common home）》。

「願祢受讚頌」是天主教聖人亞西西的聖方濟創作《太陽兄弟讚歌（Canticum Fratris Solis）》中的反覆吟詠的一句禱詞，以讚美和感謝天主創造宇宙萬物的化工。教宗方濟各獲選為天主教教宗的稱號，即以此聖人為名；而將聖人作品中「願祢受讚頌」的名句作為論述生態問題新通諭的標題，更可謂意義深遠。

出身勞工階級家庭的教宗方濟各，父母是移居到阿根廷布宜諾斯艾利斯的義大利人。他在阿根廷出生、成長，接受司鐸聖職培育，並擔任耶穌會阿根廷省會長及布宜諾斯艾利斯總教區的總主教等職務。可以想見，身處經濟文明與環境生態多重嚴重破壞的拉美社會中，教宗方濟各親眼所見、親身經歷太多貧無立錐之地的困境，對移民、女性和弱勢族群理解與關懷，尤其深切體認窮人的生存困境。

因此，他在通諭中一再提到：謙遜地反省、對話、窮人優先、生態保護的全球治理是多麼迫切與重要。

教宗方濟各直言基因改造等當代科技的問題。他首先點明人類與科技的關係，認可科技確實能幫助人類改善生活條件，接著話鋒一轉，指出掌握著科技知識的人，特別是那些握有經濟力量而得以利用科技的人，主宰著全人類和全世界，正反映出科學進步的侷限性，同時也是現今全球人類所面臨的困境。

以基因工程科學為例，本質上是一個非常複雜的議題，其發展對人類經濟生活或有部分貢獻，但更應嚴肅面對少數人以知識和經濟方面的絕對優勢，進行壟斷、操控科技走向的圖利行為，試圖宰制全人類，並殘酷剝削自然生態與弱勢族群。基因科技的運用，或許在某些地區真的促進了經濟成長，並解決了一些問題，但小農生存權和經濟權遭受迫害、農村勞動力由於可耕地喪失而扭曲發展、生物多樣性被大農產業和基因改造作物鯨吞蠶食等問題，造成對第三世界家園的生態和社會結構的斲傷。

教宗出身於全球種植生產基因改造作物前三大國的阿根廷，親身體驗跨國農化公司與本國政府二十年來聯手，讓許多土地及民眾受到基因改造作物及配套使用農藥的巨大危害。通諭中提及環境議題絕不可單單以市場經濟的邏輯和思維方式思考，成本和利潤不應是唯一考量，更不該全面倚靠市場調節機制。

方濟各提出，當今首要之務應為建置獨立和跨領域的研究路線，再經由公平和透明的決策程序，發展出全球跨領域治理策略。他一再強調，要站在「對話」的基礎上，邀請各界進行誠實而透明的辯論，考慮到所有可用的資訊，以期切中問題的核心要點，提出負責任的環境治理模式，確保環境生態與人類福祉不致遭受特定意識形態的損害。

通諭中明確說到，面對基因改造科技問題，不應只侷限科學角度，務須將社會生態系統之間的連結層層檢視，才能充分理解、進而解決問題。

這不只是教宗方濟各對十二億天主教徒的提醒勸諭，也是對全球人類和領導者所發出的核心問題：我們希望留給正在成長的孩子們一個怎樣的世界？

科技思維掛帥的世代不正義——我們已成為全球基改臨床實驗的白老鼠

二〇一一年三月十一日，日本福島核電廠事故透過影像傳到全球各處角落，怵目驚心的爆炸畫面，再度召喚出塵封已久的蘇聯車諾比核災記憶，原來核電幽靈從來不曾消逝，只是我們選擇視而不見。

二〇一二年，法國科學家 Gilles-Éric Séralini 發表論文，指稱基因改造作物產生致癌風險，一時洛陽紙貴，全球爭相熱議，隨之而來批評攻訐至今不曾間斷。

二〇一二年法國導演尚皮耶．裘德（Jean-Paul Jaud）以基因改造與核能發電兩大爭議科技主題，拍攝一部一百一十五分鐘的紀錄片——《改造核世界（Tous Cobayes）？》。嘗試探討二十世紀引以為傲的兩項科技，何以在這個世代淪為過街老鼠，眾人喊打？

影片前半部分完整呈現當代最受爭議的基因改造食品研究事件——Séralini 為期二年的「年年春除草劑及抗年年春除草劑的基改玉米長期毒性研究」實驗歷程，揭露大量噴灑農藥的基因改造作物對生產農友、碼頭工人與卡車司機的健康影響。亦藉由

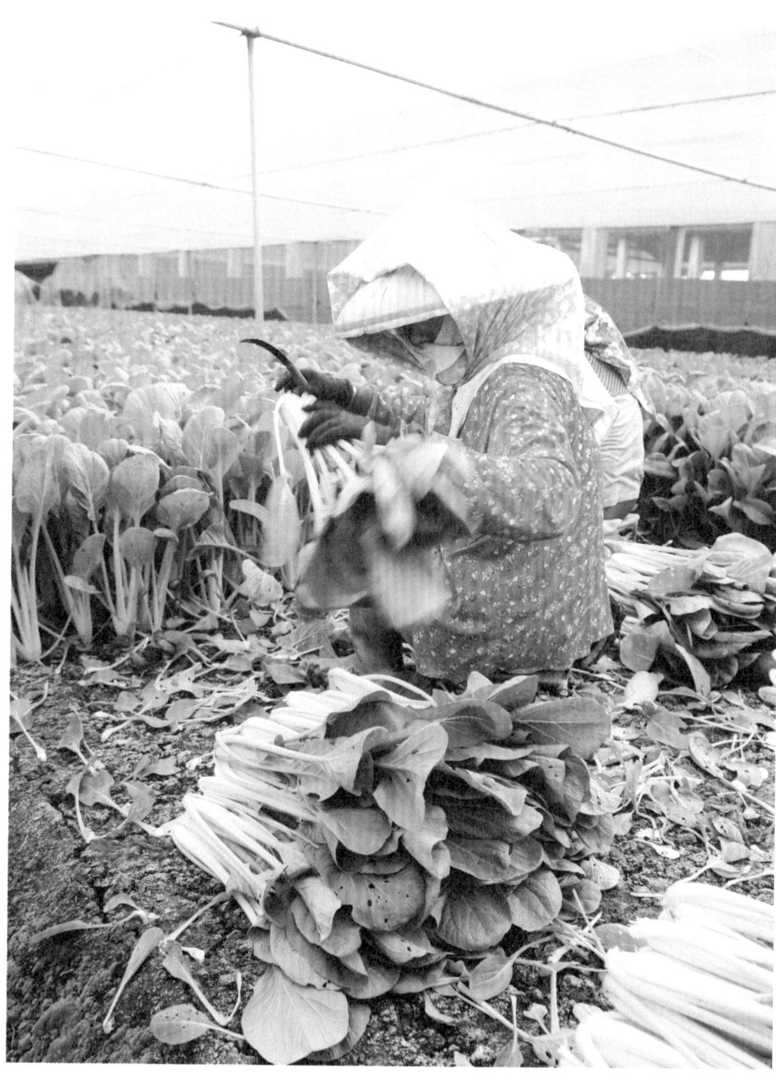

紀錄全球反基改抗議行動，提出對日常生活飲食中大量充斥基因改造黃豆與玉米加工製品的憂心。進入後半段，則是以三一一福島核災事故、廣島原爆及車諾比事故的怵目驚心畫面，邀請觀眾去思考看似安全的核能科技，其中所潛藏的巨大破壞性及無法挽救的世代傷害。

不可逆性（irreversibility）、無所不在的污染（omnipresent contamination）與生物累積（bioaccumulation），是片中訪問 Séralini 時，他為基因改造與核能發電這兩項科技所下的共同註解。

一九九六年基因改造作物開始商業化種植，基因改造作物將從此與人類共存，大量食用基因改造黃豆及玉米的小孩正成為全球基改臨床實驗的白老鼠，往後會產生什麼影響，無人可以預料。如同核能發電所遺留的核廢料無處可去，而一旦發生核災事故，受污染的土地、河川與食物該如何回復，至今依舊無解，我們就只能羞愧的留給下一代。由此可見基因改造作物與食品，絕對不只是健康安全的問題，更是世代不正義的具體展現！

基改
小故事

Séralini 論文爭議事件始末

法國生物學家 Séralini 於二〇一二年發表了一篇論文，討論基因改造食品讓老鼠引發腫瘤和肝腎病變，一年多後因故被發表的學術期刊 Elsevier 公司宣告撤回。該論文撤銷事件發生之後，常常被擁基因改造陣營用以指控反對基因改造民眾的「證據」，指責其不理性和缺乏科學實證。

然而，爬梳 Séralini 論文爭議事件始末，恰恰凸顯了企業魔掌伸進學術界，壓迫、扭曲獨立科學研究的惡狀，正是基改龍頭孟山都對獨立研究基因改造風險的科學家進行迫害的實例。擁基改者絕口不提的事實包括：

· 撤銷事件半年後，此論文在歐洲的學術期刊重新發表。

· 事件一發生，就引起全球科學家對基因改造公司干涉學術自由的撻伐，其後九十多個國家的一千三百九十位科學家，基於學術良知和科學求真精神，針對該論文被撤銷的荒謬鬧劇具名連署提出抵制，未來將不向該出版社投稿。

・孟山都等農企公司的產品通常只做為期九十日的評估報告，從此研究看來，鼠隻身上首發的腫瘤於四到七個月才出現，三個月的基因改造生物風險評估遠遠不夠，各國主管機關應要求廠商提供更長期的研究資料。

・Séralini 團隊已經將部分原始數據公開，供學術同儕檢視。反觀孟山都至今仍躲在所謂的商品專利權後，拒絕提供該公司所做的實驗和評估原始資料，大眾和學界根本無從得知箇中玄機。

從實驗內容到撤稿、重刊的過程始末，可看出事件的爭議之所在。

事件源起

二〇一三年十一月二十八日，一家歷史悠久的歐洲出版公司 Elsevier，於美國麻州發表一份聲明，宣布將旗下美國《食物與化學毒理學期刊 Food and Chemical Toxicology（以下簡稱 FCT）》所刊出的一篇論文撤銷。[1]

期刊因故將論文撤銷，引發爭論的多半為研究步驟程序的可信度、研究倫理問題、結論真偽與否等等，通常是學術小圈子裡的風波，並非廣受社會各界重視的新聞事件。然而，這個撤銷聲明卻引起歐美，甚至全球人士一片譁然。影響所及，連台灣衛生福利部食品藥物管理署在其公帑支付的食安廣告[2]中，都開宗明義以此案為例，諷刺地將該論文爭議及撤銷事件作為基因改造食品安全性及科學證據至今莫衷一是的證例。

由法國學者 Gilles-Éric Séralini 及其研究團隊所發表，名為「年年春除草劑及抗年年春除草劑的基因改造玉米長期毒性研究（Long term toxicity of a Roundup herbicide and a Roundup-tolerant genetically modified maize）」的論文[3]，到底重要性何在？這位法籍知名分子生物學教授

1 Elsevier Announces Article Retraction from Journal Food and Chemical Toxicology. (www.elsevier.com/about/press-releases/research-and-journals/elsevier-announces-article-retraction-from-journal-food-and-chemical-toxicology)

2 《舌尖上的科學》基改食品致癌？證據不足！聯合報。二〇一四年六月一八日。

3 論文已從該期刊中撤銷，但原文、其他學者來回的意見討論、評論、回應等仍可找到。(www.sciencedirect.com/science/article/pii/S0278691512005637)

Séralini 的研究爭議與學術界茶壺裡的風暴，為何廣受各界關注，連維基百科（Wikipedia）上都有以「Séralini 事件」為名的檔案？

事件的起源發生在二〇一二年九月。同儕審查的學術期刊 FCT 刊登了該篇研究論文，研究者以基改龍頭、跨國企業孟山都公司，所研發並商業推廣的基因改造玉米 NK603 和暢銷的基因改造作物除草劑「年年春」的毒性作為實驗設計。

實驗的主軸將基因改造玉米 NK603 混入老鼠的飲食，這種玉米經過基因改造後對該公司的此一除草劑有抗藥性，或是在老鼠飲水中添加美國政府容許標準劑量的年年春，觀察其毒性對鼠隻的影響。

實驗結果

為期兩年，堪稱歷來基因改造作物食品相關試驗期最長的實驗中，Séralini 團隊種植 NK603 基因改造玉米，分成施用除草劑年年春（簡稱為 R）及不使用 R 兩組，另以與 NK603 近同源的非基因改造玉米 DKC2657 作為對照組。實驗的對象是 Sprague-Dawley 品種鼠隻，將一百隻雄鼠和一百隻雌鼠各分成十組共二十組，分別餵食以下玉米飼料和飲水[1]：

1. 種植時噴 **R** 的基因改造玉米＋飲水（不加 **R**）
2. 種植時不噴 **R** 的基因改造玉米＋飲水（不加 **R**）
3. 非基因改造玉米＋飲水（加 **R**）
4. 對照組：非基因改造玉米＋飲水（不加 **R**）。

---

1 試驗詳細分組方法：雌雄各十組，每組使用十隻大鼠，以下述十種處理方式餵食：
餵食 DKC 2675+ 清水
餵食 11 %栽培時使用 R 除草的 GM NK603+ 清水
餵食 22 %栽培時使用 R 除草的 GM NK603+ 清水
餵食 33 %栽培時使用 R 除草的 GM NK603+ 清水
餵食 11 %栽培時不使用 R 除草的 GM NK603+ 清水
餵食 22 %栽培時不使用 R 除草的 GM NK603+ 清水
餵食 33 %栽培時不使用 R 除草的 GM NK603+ 清水
餵食 DKC 2675+50 ng/L of Glyphosate（模擬受污染的自來水）
餵食 DKC 2675+400 mg/kg of Glyphosate（美國規定的最高殘留限制標準）
餵食 DKC 2675+ 2.25 g/L of Glyphosate（一半的除草有效濃度）

實驗發現前三組試驗中的雌鼠較快長出較多的乳腺腫瘤，死亡率較對照組（餵食非基改玉米且飲水無添加年年春者）高出二至三倍，也死得較早。試驗組雄鼠的肝淤血與壞死，高出對照組達二·五至五·五倍；觸診出的腫瘤則高於對照組四倍。腦下垂體的病變和影響賀爾蒙平衡等多重器官損傷出現於試驗組的鼠隻身上，Séralini 團隊的研究結論指出這些症狀與年年春和基因改造成分有密切相關。

此外，該長期研究的重要性在於，鼠隻身上的腫瘤皆發生於飼養試驗四個月至一年以後，為過往基因改造作物和食品為期僅三十日、九十日甚至更短的研究中無法發現。

在嚴格同儕的審查下，論文在頗具聲譽的學術期刊上一經發表，舉世震驚。

孟山都的基因改造玉米早已普遍進入全球人類的飲食當中，暢銷的年年春除草劑也在農業種植中廣為使用。研究所提出的結論令人合理地懷疑，如果基改玉米和年年春殘量的毒性對鼠隻健康和壽命造成顯著影響，且在中年以後才會逐漸形成，目前基因改造作物供人食用的

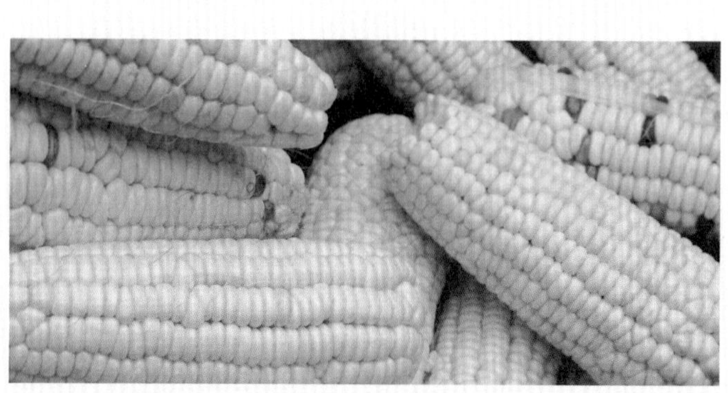

歷史僅有十多年，那麼同樣長期食用這些產品和殘留物的人類，將會受到什麼樣的健康威脅呢？

以往未有如此長期的試驗報告，而孟山都立刻公開表示，該公司研究指出此一品種玉米對人類食用的安全性無虞，所有產品都經過有效科學實驗檢證並無問題，但會進一步了解 Séralini 的論文內容。

毫不意外的，對 Séralini 團隊以及 FCT 的各種攻訐接踵而至，從學術評價貶抑的角度有之，以意識形態的言論毀謗亦有之。

雖然引發相當的爭議和激烈攻擊，FCT 在事件初期與一般學術期刊所揭櫫的科學精神一樣，刊登反對和支持該論文的各篇意見，也將 Séralini 等人的正式回覆再度刊載於網站和期刊當中，提供一個公開、透明檢視、討論和辯證的平台。

摒除大量明顯惡意和對人身的攻擊，只針對科學研究立場（或至少包裝成科研立場）的反對和質疑，例如試驗設計嚴謹度、樣本數量不足、原始資料未公布或研究價值存疑等論點，Séralini 團隊皆一一提出解釋。FCT 也開放地來文照登各方正反意見對話。

然而，基因改造玉米安全風險的爭議畢竟牽涉商業利益，而且影響太過龐大，所謂的學術中立和科學精神馬上受到挑戰。

學術背後的商業黑手

在二〇一三年年初，一向與 FCT 並無淵源的 Richard E. Goodman 博士獲聘為 FCT 新增的生物技術副主編一職，此人為內布拉斯加大學教授，但於一九九七年到二〇〇四年的七年之間在孟山都任職，並積極參與國際生命科學會（International Life Sciences Institute, ILSI）。該機構為孟山都等跨國基因改造農化公司贊助成立，擁護基因改造作物和食品立場鮮明。

在 FCT 已有一位基因改造食品安全性專家學者的情況下，安插 Goodman 進入期刊社的目的昭然若揭，可說是孟山都對 Séralini 事件作危機管控，且防堵未來更多的學者提出基因改造食品對人體有害的研究。果不其然，數月之後，FCT 態度丕變，所屬的出版公司 Elsevier 宣布撤除這篇在出版之前經過嚴格的同儕審查的論文。

撤銷聲明中指出，Séralini 的論文並未欺瞞或蓄意扭曲數據，但主編說明試驗所用老鼠樣本數量過少、品種不適宜該研究，雖然論文仍有其價值，但由於呈現結果的「不夠確定（inconclusive）」未達 FCT 的要求，故而決定撤銷論文。

Séralini 團隊和支持獨立學術研究的學者針對撤稿事件提出反駁和控訴。例如，被質疑其使用的鼠隻品系易罹癌，Séralini 指出研究目的希望樣本能較易顯現出物質的毒性而做此選擇，該品系也是美國國家毒理部（US National Toxicology Program）與經濟合作暨發展組織（Organization for Economic Co-operation and Development, OECD）推薦使用，且與孟山都公司所使用的鼠隻相同；針對每組十隻樣本數量過少的批評，他回應：樣本數量乃根據 OECD 的準則所選定，有其科學方法依據。學術界亦有專精生物統計與數學的科學家指出，供試樣本數目少，發現腫瘤與病變機率相對較低，但此研究所呈現的結果發現更多種乳腺腫瘤和肝腎病變，顯見問題的嚴重性值得關注。

最可議之處在於，撤銷理由中所謂的結論「不夠確定」，並非未見於學術研究成果當中，科學史上的研究成果未能提出確切定論者多有，實在難以成為撤銷論文的理由。從 Séralini 事件可看出，政治勢力和經濟利益進行干涉，導致本應堅守專業、客觀和科學證據的期刊屈服於孟山都等基改產業的壓力，學術中立和學術自由蕩然無存。

撤銷事件發生之後半年，這篇論文重新發表在德國 Springer Group 出版集團旗下的《歐洲環境科學（Environmental Sciences Europe）》

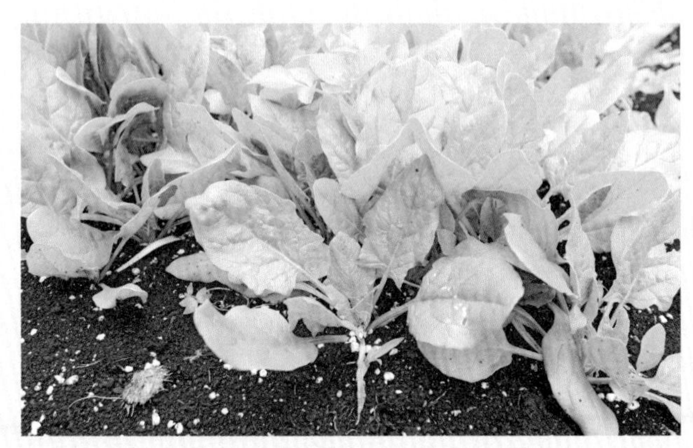

期刊，與原 FCT 所刊載的論文內容大致相同，也同樣指向基因改造玉米飼料和除草劑年年春，會造成老鼠器官毒性反應、引發腫瘤和壽命較短等結論。

基因改造產業的巨大利益和政商產官的勾結串連，複雜而綿密，Séralini 事件所突顯的學術迫害事件不是唯一的案例，也當然不會就此完結。

第四章

黃豆，不能沒有你

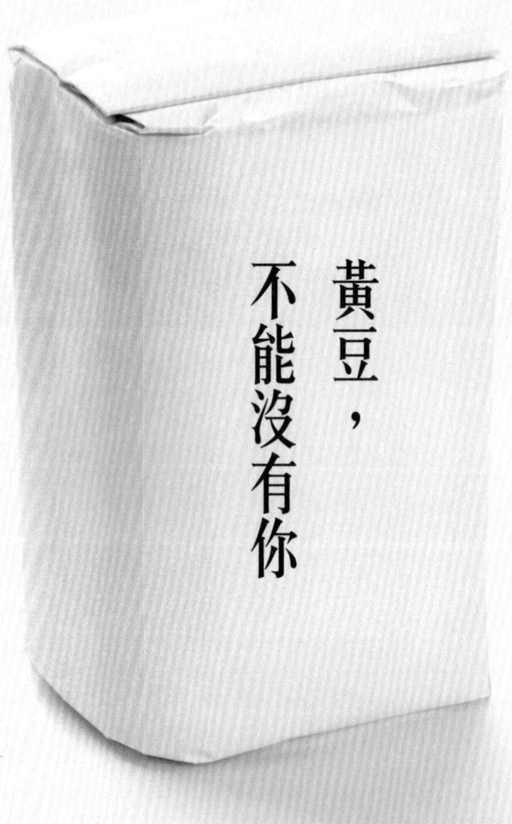

根據國際農業生技應用推廣協會（ISAAA）二〇一四年的統計資料，全球基因改造作物種植面積為一億八千一百五十萬公頃，其中基因改造黃豆、玉米、油菜和棉花這四大天王就占了一億八千萬公頃，比例高達99.17%。對照全球可耕地面積約十六億公頃。換句話說，全球有一成可耕地都是用來種植這四項基因改造作物。

如果將傳統作物和基改作物放在一起看，二〇一四年全球種植黃豆、玉米、棉花與油菜面積為三億六千八百公頃，其中82%的大豆、68%的棉花、30%的玉米與25%的油菜屬於基因改造產品。

我們不難想像，近二十年來由跨國農化公司所主導的基因改造作物發展，之所以著眼在這四項作物的研發推廣，確實立基在巨大的經濟利益之上。而在全球基因改造作物中，黃豆占了舉足輕重的地位。台灣人好食豆腐、豆干、豆漿等加工製品，而黃豆自給率卻低得驚人。

大家都說黃豆營養價值高，但我們對黃豆的了解又有多少？

01

從進口到在地 黃豆的身世之謎

把黃豆「種回來」

小時候跟爺爺背三字經，念到「稻粱菽 麥黍稷 此六穀 人所食」，此「菽」彼「黍」的常顛顛倒倒弄不清楚，趕緊矇混過去接下一句「馬牛羊 雞犬豕 此六畜人所飼」，念到豕又開心得格格笑了。

後來才知道，這稱為「菽（ㄕㄨˋ）」的穀物，就是原產自東亞的大豆，在中國可能有四、五千年的栽種歷史。明朝李時珍在其重要著作《本草綱目》中寫道：

「大豆有黑、白、黃、褐、青、斑數色：黑者名烏豆，可入藥，及充食，作豉；黃者可作腐，榨油，造醬；餘但可作腐及炒食而已。皆以夏至前後下種，苗高三、四尺，葉團有尖，秋開小白花成叢，結莢長寸餘，經霜乃枯。」

大豆的分類方式依種皮色澤區分為黃色、青色、褐色、黑色與混和色。常吃的毛豆是未完全成熟還帶青綠色的食用大豆；黑豆，顧名思義有著黑色種皮；綠色種皮為青皮豆；褐色種皮為茶豆。外觀稍許差異、料理方式也各有千秋。

從東亞到世界各地，大豆已經是全球最重要的作物之一，前五大主要生產地為美國、阿根廷、巴西、中國和印度。根據美國農業部的預測，二〇一五／二〇一六年度（二〇一五年九月到二〇一六年八月）全球黃豆產量約為三億一千七百三十萬噸。

私人機構英富曼經濟公司（Informa Economics）預測，二〇一五／二〇一六年度各主要黃豆生產國的產量預計分別為：美國黃豆產量預計為一億三百二十萬噸、巴西九千七百五十萬噸、阿根廷五千六百萬噸、中國一千一百九十萬噸、印度一千一百四十萬噸。

如此龐大的產量，多數用在榨取食用油脂和禽畜飼料，聯合國糧食及農業組織（UN Food and Agriculture Organization, FAO）因此將其分類為油籽（Oilseed）而非穀物。

在台灣、中國、日、韓等東亞地區，大豆對我們的飲食生活意義格外不同。除了毛豆、黃豆和黑豆直接入菜，民眾大量食用的豆腐、豆皮等初級黃豆加工產品，是尋常人家餐桌上常見的菜色，而豆漿早已從飲料躍昇為保健美容養身的聖品，更不用說醬油、味噌、豆豉等食材，成為各種料理中畫龍點睛不可缺的最佳配角。

只是多半民眾並不知道，對台灣人這麼重要的黃豆，本地生產的卻很少。這一兩年雖然鼓勵農民復耕，自給率仍然連千分之一都不到，絕大多數得靠美國、巴西、阿根廷等地進口榨油和飼料用途的基因改造黃豆。與自給率較高，且與食用多以非基因改造食品級黃豆原料為主的中、日、韓等國相比，我們食用的黃豆有營養成分較差、農藥殘留、基因改造食品導致過敏與未有定論的健康風險，在在都讓台灣的消費者憂心。以二〇一四年來說，台灣共進口二百四十五萬公噸的黃豆，其中二百四十三萬公噸、將近九成九都是基因改造黃豆，只有1%比重是非基因改造黃豆。

然而，消費者健康意識抬頭及需求提高，除了非基因改造黃豆進口數量翻升，農民們也慢慢地把黃豆「種回來」。

台灣黃豆種植面積在高峰期的一九六〇年代曾達到六萬公頃，後來歷經美國傾銷、農地休耕政策等衝擊，一路狂瀉到只剩下百來公頃的規模。

近幾年，行政院農業委員會農糧署為了提高雜糧生產，鼓勵休耕農地復耕轉作非基因改造黃豆。以二〇一四年為例，黃豆種植面積八百六十二公頃，產量約一千八百多公噸；二〇一五年的種植面積提高到一千八百公頃，以每公頃收成兩公噸計算，約可生產不到四千公噸的本土非基因改造黃豆。雖然離台灣人直接食用需求的二十幾萬公噸數量還有很大一段距離，但總算是個起步。

農委會從選育黃豆品種著手，推廣外觀、風味和營養成分各有特色的本土品種。例如「台南10號」的蛋白質含量超過40%，高於一般黃豆的35%或36%；「高雄11號」、「高雄9號」是毛豆、黃豆雙食用的品種，其中「高雄11號」還有特殊色澤，並帶著芋頭香氣；「金珠」品種的大豆異黃酮含量比進口黃豆高出近一倍；又如台糖二〇一三年起在自有農場種植採收的黃豆產品，本身甜度可達八度。

雖然進口黃豆因為大農種植等因素價格較為低廉，但本土黃豆仍具有品質好及新鮮的優勢。二〇一四年年底，農委會推出「國產非基改，當季現採最新鮮」的販售通路資訊，民眾可直接向農民、農會採購來支持本土非基因改造黃豆。

「國產非基改，當季現採最新鮮」大豆販售通路

供應者	聯絡方式	販售地點	品名	種植或契作面積（公頃）
倪序孟	0938-971301	家樂福 各連鎖賣場	綠晶黃豆	101 公頃
陳峯昇	0910-368243	麻豆雜糧產銷班 臺南市麻豆區 龍泉里 54 號	芋香黑豆	200 公頃 （3 公頃有機）
蘇建鈞	0910-795599	新北市農會 真情食品館 www.ubox.org.tw	芋香茶豆	（3 公頃有機）
曾國旗	0932-522458	東豐農業網 www.dongfon.com	國產雜糧 黃豆	150 公頃
蕭旭暘	0988328389 03-8653289	純青農場 花蓮縣壽豐鄉 豐山村山邊路 2 段 58 號 （自產自銷）	有機黑豆 黃豆 毛豆	12 公頃（包括芝麻和紅豆）
下營區農會	06-6892116	台南市下營區農會 南市下營區中山路 一段 133 號 網路商城 www.shiaying.com.tw/ec/index.php?&Itemid=50	A 贏黑豆 黑豆茶	10 公頃

供應者	聯絡方式	販售地點	品名	種植或契作面積（公頃）
朴子市農會	05-3794102	朴子市農會網路商城 shop.polon.org.tw 朴子市農會 嘉義縣朴子市 山通路 102 號	穀天下 有機黃豆 有機黑豆	12 公頃 （均為有機）
美濃區農會	07-6833309	美濃區農會 美濃區中正路 3 段 100 號	美濃黃豆 美濃黑豆	10 公頃
滿州鄉農會	08-8801117	滿州鄉農會 屏東縣滿州鄉 滿州村中山路 34 號 財團法人台灣區 農漁會超市中心	滿州黑豆	132 公頃 （80.175 公頃有機認證）
台糖公司	06-337-8888	台糖公司 台南市東區 生產路 68 號 台糖量販店	台糖本土黃豆	25 公頃

ⓘ 資料來源：農委會（與部分供應者聯絡後更新）

02

黃豆也有分級制

食品級與飼料級的秘密

二〇一三年二月出刊的《經典雜誌》以「不願面對的黃豆真相」為封面故事，特約撰述蔡佳珊筆下揭露十幾年來黃豆業界不能說的「飼料豆」秘密：台灣人大量食用的豆腐、豆漿、豆干等製品，絕大多數為進口的基因改造黃豆所製成，一船一船從美國運來的「總豆」，經篩選過後分裝成「選豆」，就可以賣給加工業者和製造商，變成我們每天吃食和飲用的豆製品。「總豆」，就是業者口中戲稱的「飼料豆」。

同年五月，台灣無基改推動聯盟召開記者會，訴求校園午餐大量使用基因改造製品的情形不應繼續下去，現場大大的標題寫著「校園午餐 要營養不要飼料」。記者會引起媒體注意，這個孩子吃的竟然與豬、牛、雞飼料同等級的話題，讓台灣消費者和家長嚴正關切學童午餐和基因改造食品的問題。

記者會後，行政院農業委員會馬上發新聞稿澄清，說明「國際上黃豆依其品種來源區分為基因改造或非基因改造二大類別，並未將黃豆依其用途方式區分為食品用或飼料用等級；我國進出口稅則分類號列亦將黃豆訂為單一號列，並沒有飼料用黃豆之專屬號列。」

農委會提出數據表示，我國每年進口黃豆約二百四十萬公噸。直接供食品用（豆腐或豆漿等）約二十八萬噸（占每年總進口量12%），直接供飼料用之黃豆（俗稱全脂熟黃豆）約三十二萬噸（占總進口量13%），其餘75%供煉製沙拉油用，其煉製後之副產物（俗稱黃豆粉）則作為飼料之蛋白質來源，因此國內飼料業者所使用之大宗植物性蛋白質原料為黃豆粉而非黃豆，故無所謂「飼料黃豆」供國人食用之情事。

首先，農委會的說明「畫錯重點」。報導與記者會的目的，與那四分之三進口黃豆煉完油脂後給牲畜還是民眾吃無關，消費者擔心的不是飼料用的豆粕黃豆粉流入食品製造廠的問題，重點在於佔了進口量一成二的二十八萬公噸黃豆，絕大

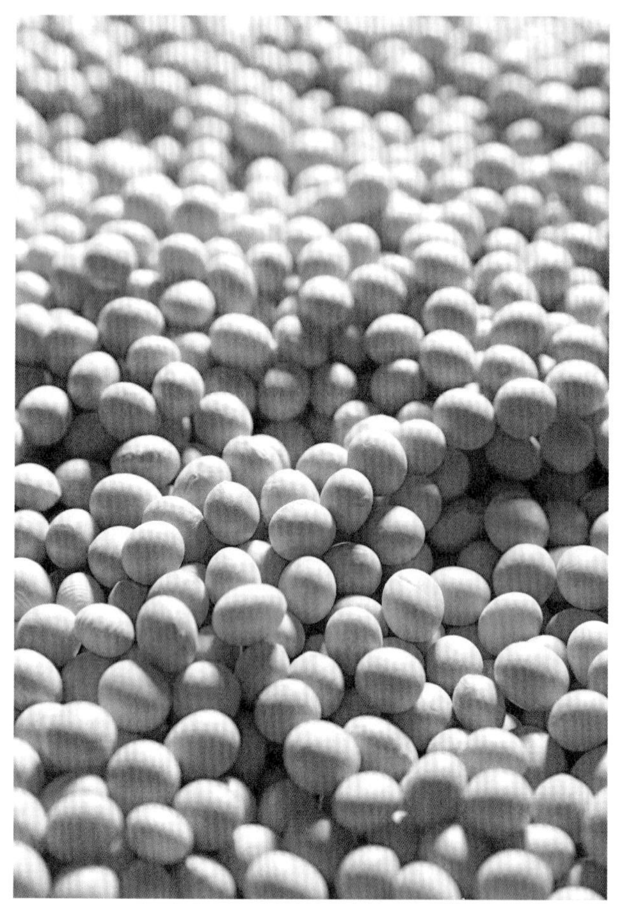

多數為基因改造作物，其本來種植的目的就是榨油和飼料，現在卻進了台灣人的肚腹。

農委會的澄清反而凸顯了一個嚴重問題：進口黃豆依品種來源分為基因改造或非基因改造兩大類，但進出口稅則分類號列卻只有一個單一號列，並無區分。在二〇一四年十月兩者進口貨號分列獨立之前，基因改造和非基因改造黃豆根本無法追溯追蹤其流向。

而所謂「國際間並未將黃豆依其用途方式區分為食品用或飼料用等級」，曾就此去電詢問美國黃豆出口協會的代表湯紹聯，他一語道破箇中玄機：美國人幾乎不吃黃豆，黃豆種來只有榨油和飼料的用途，單一目的就是「Feed Grade（飼料級）」，何需分類？

進口的總豆，也就是期貨市場買賣上的 Commodity soybean（商業黃豆）。至於農委會說並未依用途區分為食品用或飼料用等級，在法令上的解釋確實如此。但 Food-grade soybean（食品級黃豆），早在一九七〇年代就由日本與美國研究機構合作研發下，請美國農民契作並出口到日本。其種子來源經過品種選育，並以非基因改造黃豆為主，施作過程、農藥使用、包裝倉儲運輸等品管流程條件，都以食品等級的規格來處理，自然與總豆的品質不可同日而語，價錢也不一樣。同樣大量依賴進口的玉米，在台灣就將食品級和飼料級區分開來，但是一直以來食品級黃豆和飼料級黃豆不分的管理規範，實在啟人疑竇。

那麼究竟黃豆有沒有分級制？分級的標準如何？

按照國家標準 CNS2793 的大豆分為四級，主要依據重量、破碎粒、損害粒和夾雜物等原則來分級。如果經判定為第三、四級，則不可供作糧食使用。

從下頁黃豆分級的原則圖表可知，一、二級按規定可製成豆腐、豆漿、納豆、醬油、味噌、豆芽等供人食用的進口黃豆，主要是根據重量較重、外觀較完整和夾雜物少等標準選出來的，與基因改造和非基因改造不相關，也和農藥殘留、蛋白質與油脂含量多寡無涉。

那麼，食用基因改造黃豆，到底該不該擔心農藥殘留的問題？

黃豆分級的原則

級別	每公升最低容重量（克）	最高限量					
		水分	破碎粒	損害粒		夾雜物	黃色或青色大豆中所含黑色或褐色或其二色大豆
				總量	熱損粒		
一級	730	13.0	10	2.0	0.2	1.0	1.0
二級	700	14.0	20	3.0	0.5	2.0	2.0
三級	670	14.0	30	5.0	1.0	3.0	5.0
四級	630	14.0	40	8.0	3.0	5.0	10.0

ⓘ 資料來源：經濟部標準局

03

黃豆與農藥

黃豆的農藥殘留標準比其他農作物高出數十倍

近二十年來，基因改造作物對環境的衝擊不可小覷，有相當多的證據顯示，因為大規模種植基因改造作物導致農藥使用量增加，二〇一五年嘉磷塞與2,4-D等農藥相繼被世界衛生組織認定為具致癌風險。究竟基因改造作物的農藥殘留量真的比較高嗎？

由於目前台灣幾乎有99.9%的黃豆倚賴進口，據估計約有九成五以上為基因改造品項，就從台灣進口黃豆的嘉磷塞殘留標準，或許可一窺究竟，判斷上述的疑問是否成立。

進入食品藥物消費者知識服務網搜尋，在嘉磷塞的殘留容許量標準，得到以下二十一筆數據：

項次	國際 普通名稱	普通名稱	作物 類別	容許量 （ppm）	備註
1	Glyphosate	嘉磷塞	毛豆	0.2	殺草劑
2	Glyphosate	嘉磷塞	黃豆（大豆）	10.0	殺草劑
3	Glyphosate	嘉磷塞	大漿果類	0.2	殺草劑
4	Glyphosate	嘉磷塞	小麥	5.0	殺草劑
5	Glyphosate	嘉磷塞	小漿果類	0.2	殺草劑
6	Glyphosate	嘉磷塞	玉米	1.0	殺草劑
7	Glyphosate	嘉磷塞	甘蔗類	0.1	殺草劑
8	Glyphosate	嘉磷塞	米類	0.1	殺草劑
9	Glyphosate	嘉磷塞	杏仁	1.0	殺草劑
10	Glyphosate	嘉磷塞	柑桔類	0.1	殺草劑
11	Glyphosate	嘉磷塞	核果類	0.2	殺草劑

項次	國際 普通名稱	普通名稱	作物 類別	容許量 （ppm）	備註
12	Glyphosate	嘉磷塞	茶類	0.1	殺草劑
13	Glyphosate	嘉磷塞	馬鈴薯	0.2	殺草劑
14	Glyphosate	嘉磷塞	梅	0.1	殺草劑
15	Glyphosate	嘉磷塞	梨果類	0.2	殺草劑
16	Glyphosate	嘉磷塞	甜椒	0.1	殺草劑
17	Glyphosate	嘉磷塞	蘆筍	0.5	殺草劑
18	Glyphosate	嘉磷塞	小扁豆（乾）	5.0	殺草劑
19	Glyphosate	嘉磷塞	其他乾豆類 （小扁豆、葵花籽、 豌豆、大豆除外）	2.0	殺草劑
20	Glyphosate	嘉磷塞	葵花籽	7.0	殺草劑
21	Glyphosate	嘉磷塞	豌豆（乾）	5.0	殺草劑

ⓘ 資料來源：食品藥物消費者知識服務網（2015 年 7 月 26 日）

為什麼唯獨黃豆的嘉磷塞殘留標準為雙位數的 10 ppm？除了較其他作物類別要來得高，與同種的毛豆 0.2 ppm 高了五十倍，更比台灣人的主食米類 0.1 ppm 的殘留標準高了一百倍。

對於這相距一百倍及五十倍的殘留標準，主管機關衛生福利部與基因改造食品審議小組的專家學者表示，進口基因改造黃豆的食用風險，政府一向嚴格把關，民眾大可不必擔心。黃豆的嘉磷塞殘留容許量，自二〇〇四年公告後未修改過，其在各種農作物之殘留容許量差異，「係由於藥劑使用方式不同，經參考國際間標準，且評估國人經取食安全無虞後訂定」。

很可惜從官方資料中看不出來，毛豆、米與黃豆的藥劑使用方式或國際間標準的取捨原則何在。但衛福部公開宣稱我國訂得標準比歐美國家嚴格，因為他國黃豆的嘉磷塞殘留標準為 20 ppm。這種解釋並無法讓消費者放心。

先不論台灣人飲食黃豆製品的習慣與西方國家不同，歐美人士多半不會大量直接食用黃豆初級加工製品，黃豆主要作為榨油的油籽和動物的飼料，因此可能攝

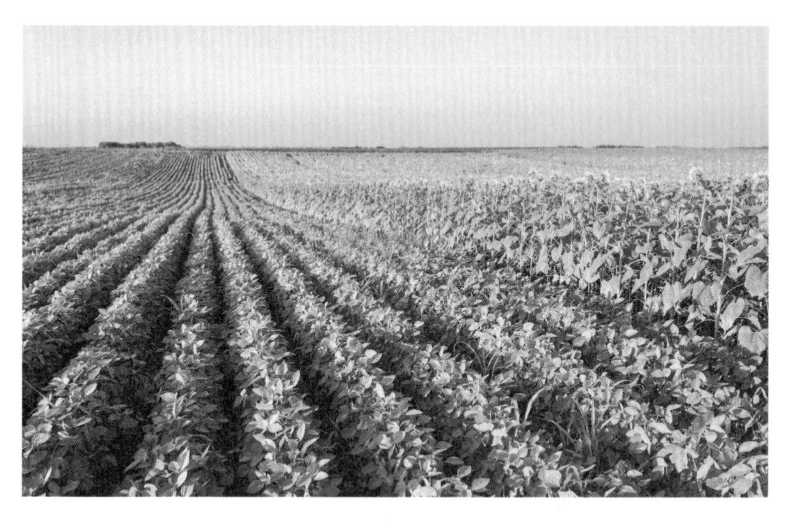

食到殘留的農藥風險也大不相同。如果台灣訂定的標準與毛豆或米類一樣低，進口黃豆很可能無法過關，勢必影響到台、美黃豆貿易關係。換言之，此一標準的訂定與其說考量人體食用的健康風險，不如說是進口貿易導向。

如果基因改造黃豆的農藥使用量真如業者宣稱的那麼少，那麼台灣與美國就應該大膽的訂定更為嚴格的標準才是合理，是吧？

04

黃豆的營養價值

健康飲食的指標

近幾年，國民飲食指南修改六大類食物中蛋白質的來源，強調應以多攝取植物性蛋白質和較為健康的脂肪比例為原則，將原來蛋、豆、魚、肉類之順序修改為「豆、魚、肉、蛋類」。

豆類製品不只是素食者替代肉類蛋白質的主要來源之一，儼然成為健康飲食的指標，黃

每日飲食指南

油脂類3~7茶匙
與堅果種子類
1份
低脂
乳品類
1.5～2杯
MILK
水果類
2～4份
蔬菜類
3～5碟
豆魚肉蛋類
3～8碗
全穀根莖類
1.5～4碗

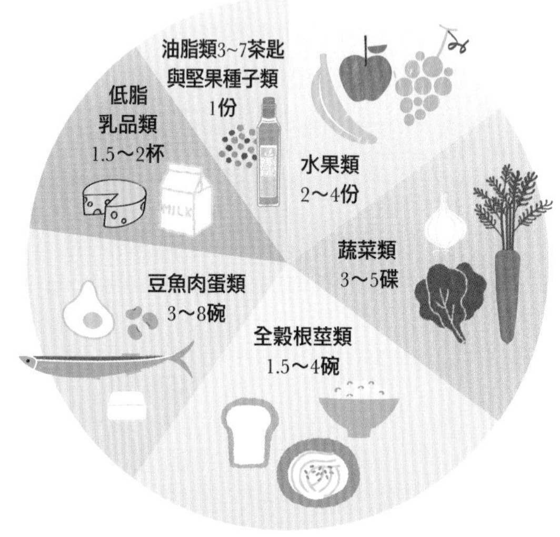

ⓘ 資料來源：衛福部國民健康署

豆的重要性不言可喻。黃豆成分中蛋白質約佔35～38%左右，油脂成分佔16～18%，碳水化合物佔20～25%，同時內含有黃豆纖維、卵磷脂、大豆異黃酮和皂素等營養成分。

那麼，每天要吃多少黃豆才夠呢？美國食品及藥物管理局（FDA）建議，每人每天應攝取二十五克的黃豆蛋白，用黃豆原豆中所含的蛋白質成分來換算，大概是七十克左右的黃豆攝取量；日本厚生勞動省定出的「二十一世紀的國民健康保健運動」中，甚至建議一日攝取一百克黃豆、豆類的目標。

豆漿

在所有黃豆加工食品中，豆漿具有取用方便、營養和容易消化吸收的優點。目前市面上多數盒裝和瓶裝的豆漿原料已皆為非基因改造黃豆。部分散裝豆漿未標示，以至於消費者不清楚是否喝到基因改造成分，未來基因改造食品標示新制全面實施之後，依法可循、有法可管。

市售包裝豆漿可參考符合「包裝豆奶」國家標準CNS11140的營養成分規格，粗蛋白質含量在2.6%以上，粗脂肪含量在0.5%以上。另外CNS國家標準規範的相關產品還有CNS11139調製豆奶（Formulated soymilk）和CNS15366發酵豆奶（Fermented soymilk）包裝食品的規定。

自己熬煮的豆漿當然新鮮度和濃醇香不在話下，但市面上販售的豆漿，究竟原料和營養成分如何？

以民眾最在意的蛋白質攝取來說，根據CNS標準，每一百毫升包裝的豆漿至少需含二・六公克的蛋白質。調查賣場和便利商店可購買的品牌豆漿成分標示，可以看出不同廠牌的相近品項還是略有差異。以每一百毫升所含的蛋白質成分而

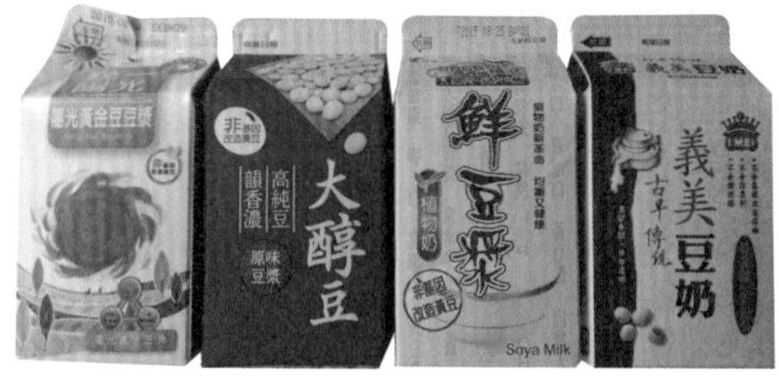

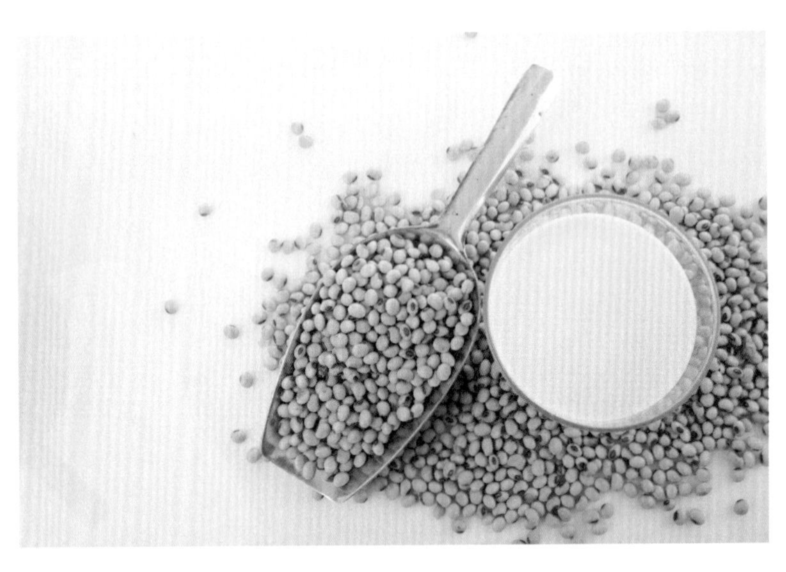

言，品名為鮮豆漿、傳統豆漿、原味豆漿等產品，含量從二．九克、三．五克、三．七克到四．五克都有，皆符合國家標準。不過一般早餐店、飲料店的豆漿因為無成分標示，無法列入比較。

此外，上述含糖豆漿的成分中均含有蔗糖，以一盒四百毫升或四百五十毫升的豆漿為例，裡面糖的含量高達十六公克或二八．八公克。如果用知名連鎖咖啡店提供的三．五克

豆漿和鮮乳的營養成分比較表

營養成分	豆漿（每 100 毫升）	鮮乳（每 100 毫升）
熱量	59 大卡	65
蛋白質	4.5 公克	3.0
脂肪	2.6 公克	3.7
飽和脂肪	0.4 公克	2.4
碳水化合物	5.0 公克	5.0
糖	4.0 公克	5.0
膳食纖維	1.0 公克	—
鈉	50 毫克	45 毫克
鈣	—	100 毫克
其他成分		
卵磷脂	145 毫克	—
大豆異黃酮	21 毫克	—

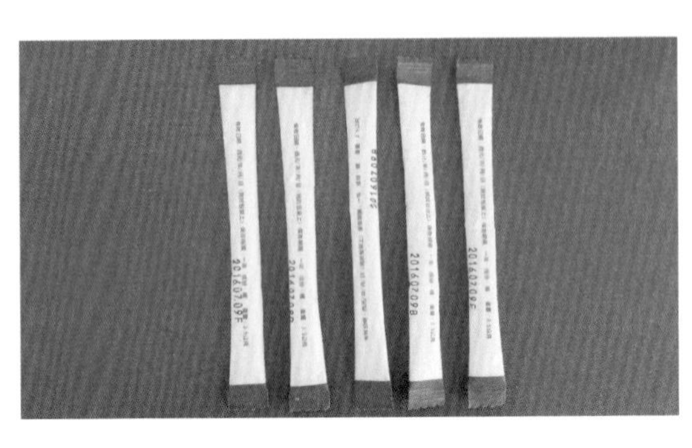

容量糖包來比擬，喝完一盒豆漿等於吃下五到八包左右的糖包。對於很在意糖分攝取的消費者，不含糖豆漿應是較好的選擇。某些品項除了水、非基因改造黃豆和砂糖（蔗糖）以外，亦加入異麥芽寡糖及食鹽，或許是有不同的風味或營養成分訴求，不過鈉含量也因此高了一點。

牛奶和豆漿不只在貨架上比鄰而居，營養成分也常拿出來比較。以常見同廠牌、價位相近、未做營養調整的包裝產品來比對，豆漿的熱量較低、蛋白質含量較高、脂肪較少、具有牛奶所沒有的膳食纖維、卵磷脂和大豆異黃酮，而且糖與鈉含量更低，但包裝上牛奶的鈣質含量每一百毫升有一百毫克，豆漿無標示。

豆腐、豆干

傳說中豆腐的發明過程乃是前漢劉安無心插柳，而這柳蔭綿延在《本草綱目》的描寫下，顯得格外可口繽紛：「凡黑豆、黃豆及白豆、泥豆、豌豆、綠豆之類，皆可為之。水浸，磑碎。濾去渣，煎成。以滷汁或山礬葉或酸漿醋淀，就釜收之。」點漿功夫彷彿魔法，把各色豆類點點收收成就一方一塊營養美味的庶民美食。還有更讓人驚豔的，豆腐不只味美價廉，尚有療癒安妥腸胃的效用，明朝姚可成編纂《食物本草》書中這麼寫道：「凡人初到地方，水土不服，先食豆腐，則漸漸調妥。」

豆腐好入菜。團膳業者也大量使用豆腐、豆干，便利超商、台鐵、高鐵或自助餐的便當裡都少不了這些豆製品。

嫩豆腐和硬豆腐的成分比較表

分類	嫩豆腐	硬豆腐
水分含量（%）	90 以下	87 以下
蛋白質含量（%）	4.3 以上	8 以上

ⓘ 資料來源：經濟部標準局

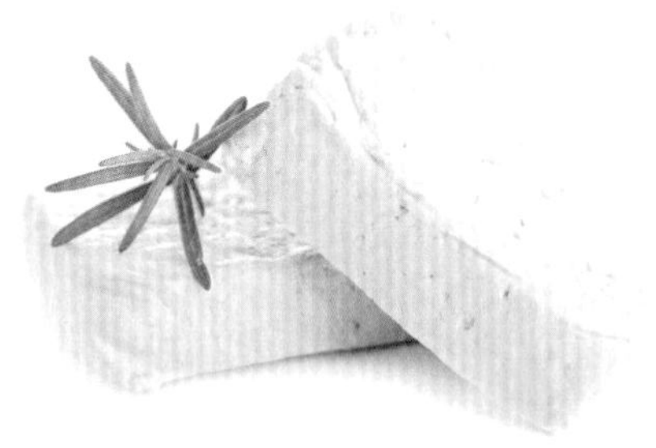

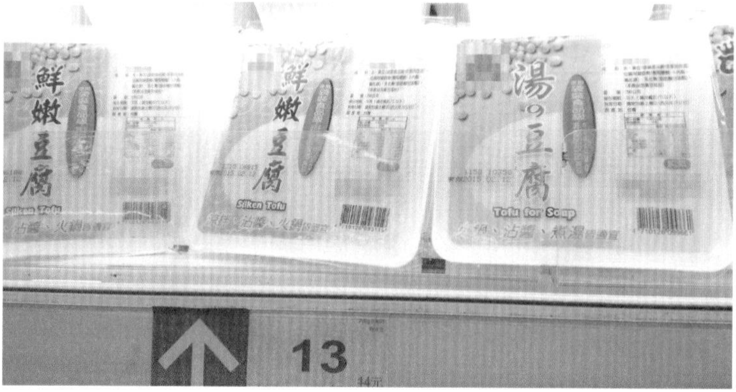

看看國家標準 CNS12729 關於豆腐的規定，根據含水量可分為嫩豆腐和硬豆腐。

實際上查看盒裝大廠嫩豆腐包裝，每一百公克的蛋白質含量差不多為四．六公克。某品牌盒裝板豆腐一百克的蛋白質含量則約七克。

按照衛福部國民健康署的建議，豆、魚、肉、蛋類的「一份」應該含蛋白質七克，大人、小孩按照活動量的不同，一天建議攝取量為三到八份。

如果用食品來計算，要達到豆類「一份」的豆類製品，大約等於黃豆、黑豆

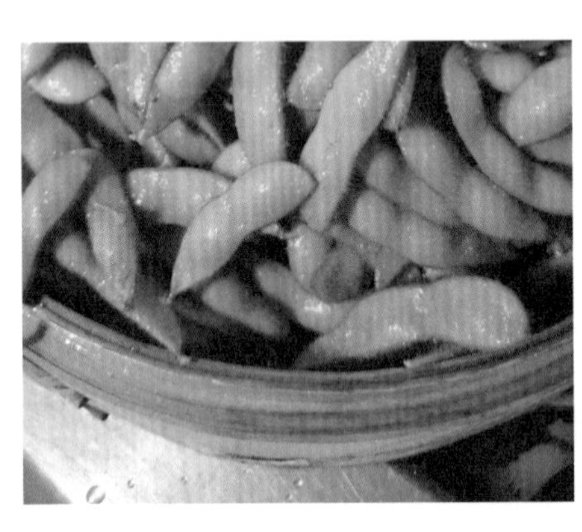

（二十公克）或毛豆（五十公克）、無糖豆漿一杯（二百六十毫升）、傳統豆腐（八十公克）或嫩豆腐半盒（一百四十公克）或小方豆干（四十公克）。

由食藥署消費者知識服務網食品營養成分資料庫中，整理出經常食用的豆類製品品項和部分營養成分，雖然各廠牌的原料、製程必定有些差異，不過以食藥署的樣本資料作參考，採購各種黃豆製品時，留意包裝上的成分和營養說明，同時注意基因改造或非基因改造的標示，可為每日食用的黃豆食品做到基本把關。

黃豆製品之營養成分比較

樣品名稱（100 克）	內容物描述	熱量（千卡）	粗蛋白（克）	粗脂肪（克）	鈣（毫克）	維生素 C（毫克）
黃豆	生、乾貨、混合均勻磨碎	389.0182	35.6150	15.7000	194.0000	0
嫩豆腐	生、混合均勻打碎	51.1277	4.9300	2.6500	13.1200	0
傳統豆腐	生、混合均勻打碎	87.9581	8.4600	3.4100	139.8500	
百頁豆腐	熟、混合均勻打碎（黃豆、鹽）	214.4343	13.3800	16.9700	33.4700	0.9500
小方豆干	熟、混合均勻打碎（黃豆、鹽、調味料）	160.2467	17.4000	8.6000	685.3400	0
豆干絲	熟、混合均勻打碎（黃豆、鹽、調味料）	169.2756	18.3100	8.6300	286.6600	0
豆漿	熟、包裝產品、混合均勻	55.4951	2.4110	0.7733	14.5033	0.9767
雞蛋豆漿	熟、包裝產品、混合均勻（黃豆、雞蛋香精、糖）	55.2823	1.8500	1.2600	4.8200	0

樣品名稱（100 克）	內容物描述	熱量（千卡）	粗蛋白（克）	粗脂肪（克）	鈣（毫克）	維生素 C（毫克）
豆漿優酪乳	熟，混合均勻（黃豆，砂糖，果膠，香料）	69.7365	1.9800	1.1679	12.6390	0
黃豆芽	生鮮，混合均勻打碎	27.4487	5.4205	0.9795	68.0576	9.2305
毛豆仁	生鮮，混合均勻打碎	129.3000	14.6025	3.3222	44.2508	22.5935
黃豆胚芽	生鮮，混合均勻打碎	180.4286	16.7710	6.9514	72.4640	11.6460
黃豆粉	生，混合均勻	400.9291	37.3600	16.7400	143.8500	0
豆漿粉	生，混合均勻	431.3535	37.3900	17.1100	76.5500	5.5600

ⓘ 資料來源：食藥署消費者知識服務網食品營養成分資料庫（新版）

基改小故事

一起來發芽

網路上流傳一個自行判別基改黃豆的辦法：基改黃豆不會發芽，所以能發芽的就是非基改黃豆。

這個問題回答多了，倒想起小時候自然課的暑假作業都是孵綠豆芽，何不用自家廚房當成實驗室，自己孵孵黃豆，看看結果是否與標準答案相同。

實驗一

材料：本土非基改黃豆、進口非基改黃豆、進口基改黃豆數量相當。

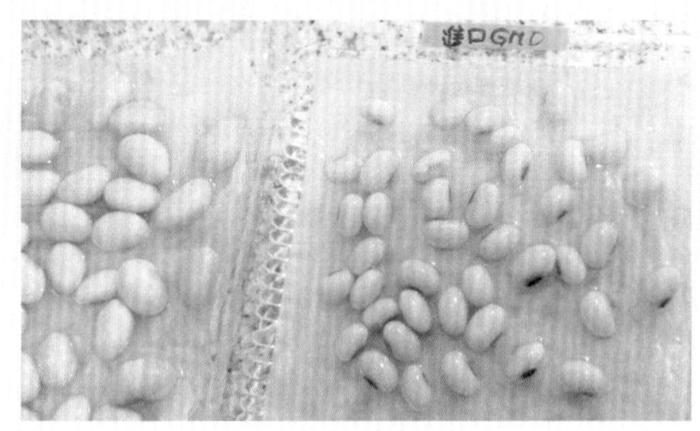

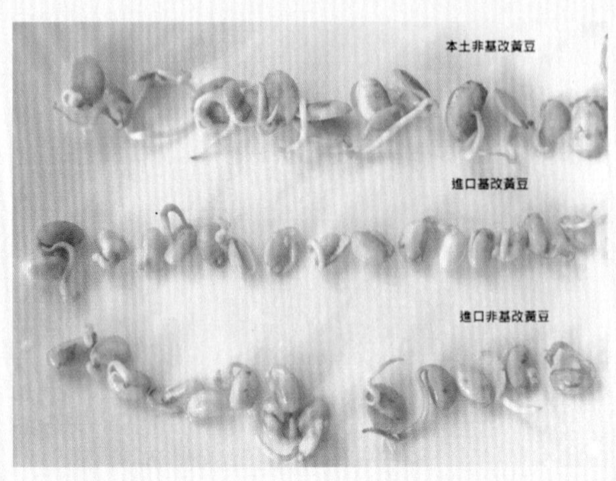

步驟：

1. 三組黃豆分別以大量清水泡水八到十小時。由於黃豆泡水之後發芽機制啟動，水溫漸升高，為了避免還沒發芽就發臭腐爛，可視氣溫狀況多換幾次水並撿除爛豆。
2. 將黃豆撈起瀝乾，放在培養器皿上保持濕潤。
3. 這次實驗每組各用泡水後保持形狀完整的四十顆黃豆進行。

結果：

1. 本土非基改黃豆在步驟一時就觀察到部分發芽。

2. 進口非基改黃豆和進口基改黃豆，在移到培養器皿後十二小時內也開始發芽。

3. 移至培養器皿二十四小時之後，本土非基改黃豆有三十二顆發芽，長度最長達一．五公分；進口非基改黃豆中觀察到二十五顆開始發芽；進口基改黃豆則有十九顆發芽，長度尚不達一公分。

4. 移至培養器皿四十八小時之後，本土非基改黃豆發芽率達九成以上，三十八顆黃豆都已發芽；進口非基改黃豆則有三十顆發芽；基改黃豆有二十四顆發芽。

5. 第三天本土非基改黃豆三十九顆發芽；進口非基改黃豆三十二顆發芽；進口基改黃豆二十六顆發芽。發芽率分別為97％、80％和60％。

結論：

雖然基改黃豆發芽率比較低，部分豆子仍然可以發芽。本土黃豆的發芽率高、發芽速度和成長速度都比進口黃豆快。

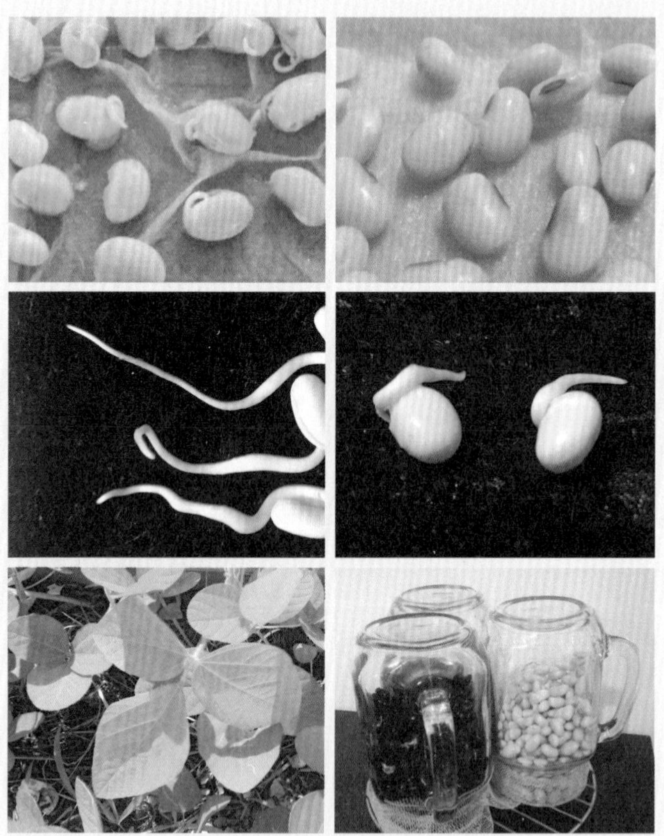

黃豆芽、綠豆芽是餐桌上常見的菜色，特別到了颱風季級，芽菜馬上變身成「急救菜」，讓主中饋的煮夫和煮婦解決狂風暴雨掃過之後，葉菜、瓜、果供應不及或價格高漲的難處。然而市面上不肖業者為了讓豆芽菜種植期縮短和賣相白胖肥嫩，在種植時添加生長激素和漂白劑，吃多了反而對身體健康有害無益。

豆類萌芽後的營養成分會產生變化，將豆類、穀類催芽再打成豆漿或煮成多穀飯等作法，也相當盛行。

在家自行孵孵豆芽，或許是實踐都市家庭農園最簡單的第一步。黃豆發芽為豆芽菜後，澱粉、蛋白質含量雖減少，維生素C含量卻會從零開始激發，並且含有豐富的膳食纖維。

在家除了用綠豆、黃豆催芽做料理和孵豆芽菜以外，黑豆芽市面上較少見，但含有豐富的大豆異黃酮、花青素和膳食纖維，也不妨用本土黑豆來試試。

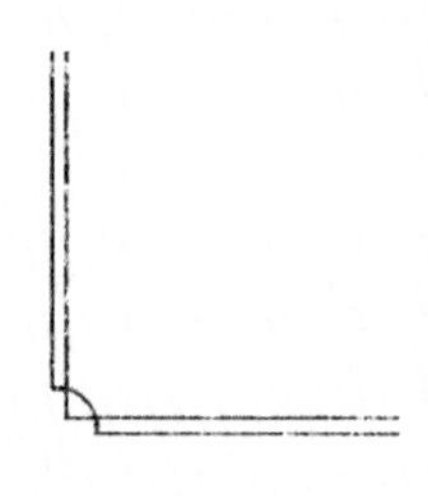

第五章

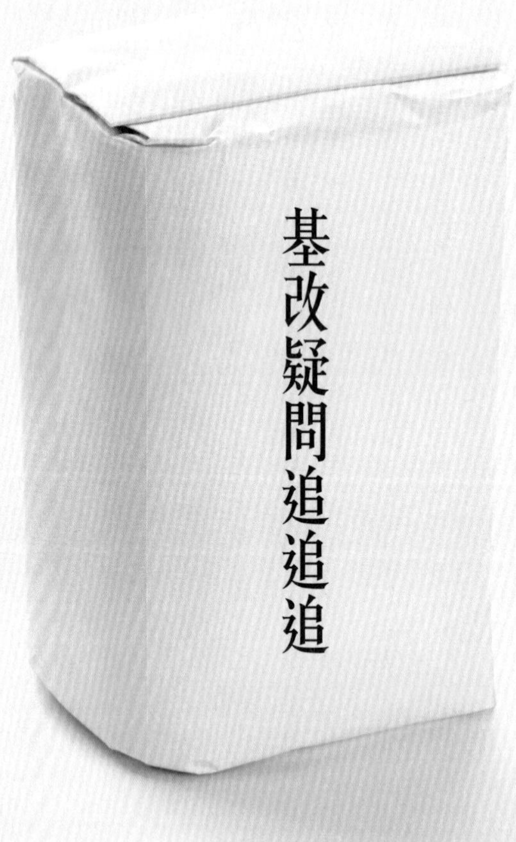

基改疑問追追追

近幾年，台灣發生多次黑心食品事件，民眾經歷一波未平一波又起的食安風暴，氣憤與焦慮之餘，也只得自嘲：當學生時，上化學課看到化學式就頭痛，沒想到現在對於三聚氰胺、萊克多巴胺、順丁烯二酸這種寫成中文字也看不懂的名詞，竟然琅琅上口。

基因改造科技是全球最具爭議性的話題，它牽涉到人體健康、生命科學、基因工程、生態平衡、科技風險與環境倫理等等。由於和每人的飲食生活極為相關，在台灣也越來越獲得重視。

然而每當出現食安事件，媒體與電子網路總會鋪天蓋地的傳播各式言論，如何判斷真偽與準確性，是必須要學習的功課。國際間，有關基因改造食品對人畜健康影響的研究仍持續發展中，全球科學家對此「尚未有定論」，是目前較為負責任的說法，因此資訊過於紛雜自是不可避免。

法規定義、科學名詞解釋、查詢系統教學等，較為枯燥的基本功夫已在其他章節介紹過，可視為重要的參考知識。所謂謠言止於智者，本章應用上述基礎知識

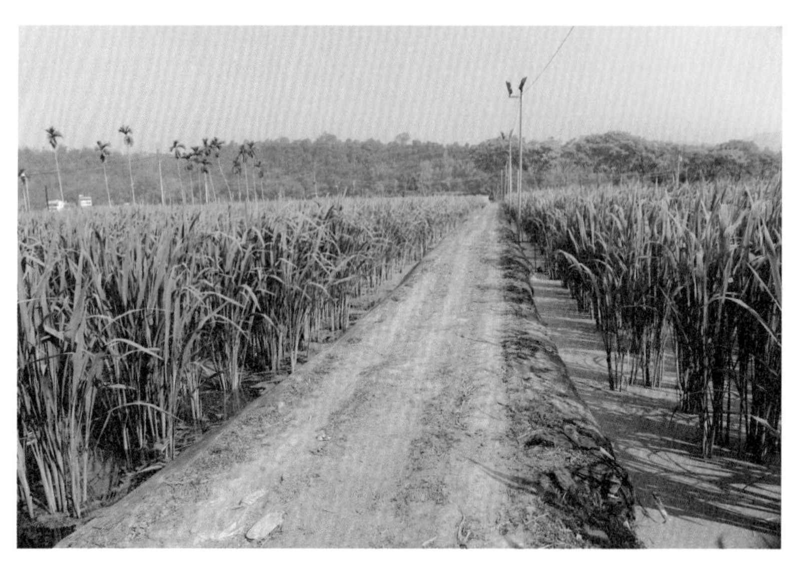

和目前全球較無爭議的共識，來一一分析破解常見的基因改造流言。

本章所列舉的題目，皆是現場演講或網路留言互動中經常出現的話題，或許仍有不少漏網之魚，歡迎您隨時到 GMO FILE 部落格和「校園午餐搞非基」臉書粉絲頁與我們討論。

01 疑問

台灣的甜玉米和紫心地瓜都是基因改造作物？

這是一個讓人印象非常深刻的流言。

二〇一五年四月的某個周末上午，突然有位朋友用臉書私訊傳了一個問題，她說 Line 上的群組朋友都在轉傳這個訊息，問我是真是假？當下我先用手機簡單的回覆幾個判斷標準，馬上又有一位朋友敲我。當我正碎碎念這是哪來的小道消息時，第三位朋友出現了，又提了一模一樣的問題。

首先從「台灣」部分開始說明。依《植物品種及種苗法第五十二條》及《基因轉殖植物田間試驗管理辦法》，台灣目前尚未核准任何基因改造作物的商業化種植，所以紫色地瓜和甜玉米只要是台灣種的，至今仍無須擔心基因改造的問題。

其次，第二章中列出種植基因改造作物的二十八個國家和種植基因改造作物的種類，包含黃豆、玉米、棉花、油菜、甜菜、苜蓿芽、木瓜、番茄及甜椒。地瓜（番薯）不在這些品項當中，更別說紫心地瓜了。事實上，目前全球根本沒有開發這

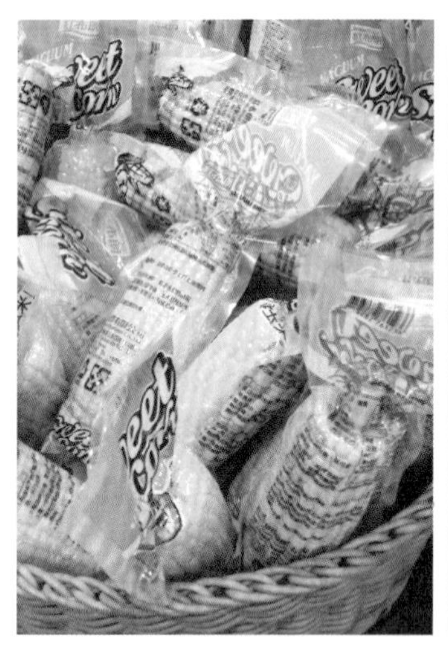

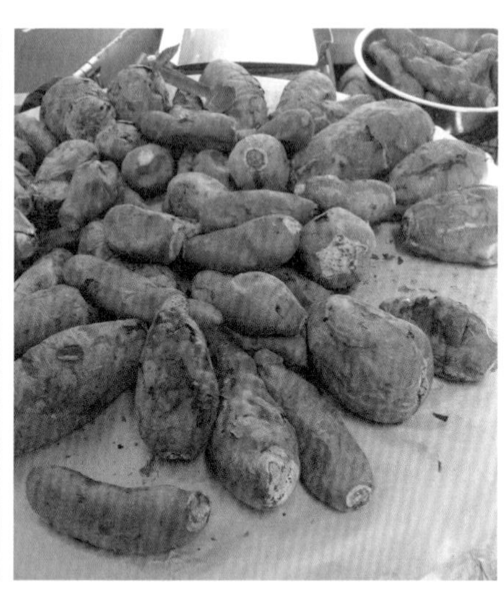

項基因改造作物品項，所以關於基因改造紫心地瓜的流言可說是以訛傳訛。

那麼，牛番茄或彩色玉米是不是基因改造作物呢？答案也是否定的！上述兩項品種來自傳統育種的結果而非基因改造產物。

疑問 02

聽說有黑色肚臍的就是基因改造黃豆，真的嗎？

對於期望靠肉眼分辨是否吃到基因改造黃豆的民眾來說，以下這則基因改造黃豆的流言可以說最為悠久。前些日子到市集逛逛，販賣本土雜糧的年輕攤商拿著一包標示為花蓮非基因改造的黃豆推銷，並特別強調是非基因改造，「基因改造的豆子上會有黑黑的點…」她這麼說。

看圖說真相，用照片來解釋最清楚。

所謂的「黑肚臍」指的是大豆種臍部分顏色較深，多為深深淺淺的褐色，對照黃白或略帶青白的種皮，看起來就像是圓圓肚子上的黑色肚臍。

在下方這四罐黃豆中，從左至右分別為「台糖本土非基因改造黃豆」、「美國食品級非基因改造黃豆」、「菜市場買來的標示為加拿大非基因改造黃豆」與「菜市場買來的基因改造黃豆」。

你會發現最右邊的黃豆是黑色肚臍，而剛好它正是這四種黃豆中唯一的基因改造品項。咦？黑肚臍流言果然為真！

再來看看第二張圖。

左頁圖中的三罐黃豆全部都是黑色肚臍，從左至右分別為「高雄選10號」、「花蓮1號」與「高雄8號」，但是，它們全都是台灣本土種的非基因改造黃豆。

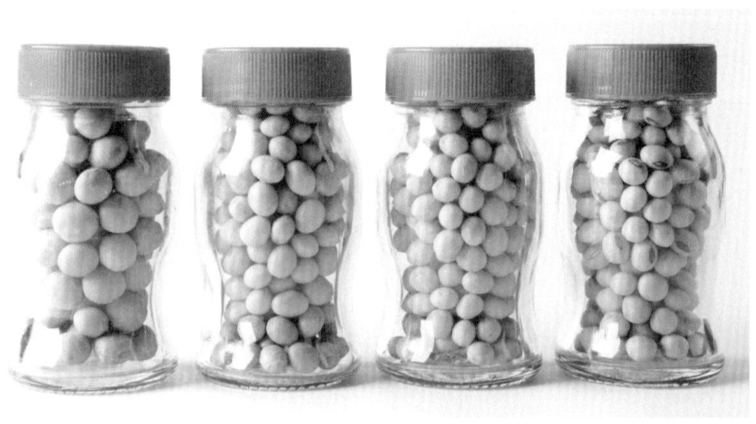

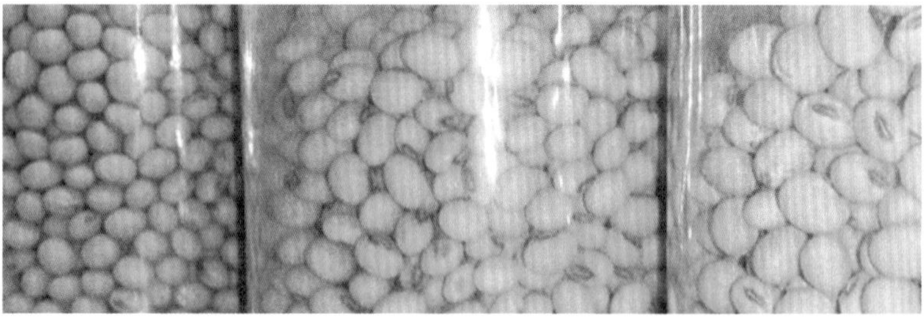

依據目前本國農業相關規範，可以得出的結論是：「台灣本土作物就是非基因改造品項」，本土許多品種都具有深色種臍的性狀，顯然並不能用黑肚臍來分辨是否為基因改造黃豆。

一般人無法透過觀察種臍的顏色外觀來區別是否為基因改造作物，最可靠的方式，還是經由儀器及實驗室檢驗。

圖1／校園午餐搞非基行動團隊提供

疑問 03

聽說非基因改造食品比基因改造的貴上好幾倍？

在許多討論基因改造科技與食品的研討會、講座或政策說明會上，民眾經常聽見某些專家學者與業者反覆地提出基因改造食材與非基因改造產品價差的論點，頻頻指出非基因改造食品原料比起基因改造昂貴許多，動輒高達數倍成本，並聲稱推動非基改運動的有些民間團體以此圖利特定業者。

事實究竟如何？價格真的有如此驚人的差距？讓我們以台灣民眾大量食用的黃豆製品為例來說明。

先來看看黃豆原豆。任何有興趣了解的民眾，都可直接到 FindPrice（價格網）、feebee（飛比價格）等蒐價網站來查詢黃豆的販售價格，看統計數字就能明白！

由於查詢結果筆數相當多，且各種商品的包裝重量略有不同，因此從 FindPrice 和 feebee 兩個網站上，挑選幾項不同的黃豆產品，整理如下表。

商品名稱	價格（元）	重量（克）	元／100克	品種	產地	價格比
Care Free Time 美國基因改造黃豆	25	600	4.2	基因改造	美國	1
加拿大 Global 頂級非基因改造黃豆	25	600	4.2	非基因改造	加拿大	1
茂喜 黃豆 非基因改造	43	600	7.2	非基因改造	加拿大	1.71
穀堡農坊 黃豆	80	1000	8	基因改造	美國	1.9
安心糧品 非基因黃豆	75	900	8.3	非基因改造	加拿大	1.98
青的農場 非基改黃豆	53	550	9.6	非基因改造	加拿大	2.28
穀堡農坊 黃豆	35	350	10	基因改造	美國	2.38
RT 大潤發 有機黃豆	45	300	15	有機，非基因改造	美國	3.57
米森 Vilson 有機黃豆	100	450	22.2	有機，非基因改造	美國	5.29
台糖 本土黃豆	140	500	28	非基因改造	台灣	6.67
紅布朗 有機高蛋白黃豆	160	500	32	有機，非基因改造	美國	7.62
美濃豆	170	500	34	非基因改造	台灣	8.1
台灣九號金黃大豆	250	500	50	非基因改造	台灣	11.9

ⓘ 查詢日期：2015 年 8 月 29 日／查詢網站：價格網、飛比價格，以搜尋當天抽樣資料為準

價格比部分，以零售價格最低的Care Free Time美國基因改造黃豆為基準「1」作比較，非基因改造黃豆價差最大的可高達近十二倍，但也有可能沒有價差，如表列的第二項加拿大Global頂級非基因改造黃豆，散裝零售標價六百克賣二十五元，與基因改造黃豆價格一樣，甚至比美國進口「穀堡農坊」基因改造黃豆（三十五元／三百五十克）還來得便宜。

從黃豆本身的價差來看，「非基因改造食品比基因改造食品貴上好幾倍」這樣的立論顯然並不成立。基改、非基改、有機、進口或本土生產的黃豆種類繁多，消費者可依個人需求自行選擇品牌產品，其中與基因改造黃豆價格相當的非基因改造黃豆當然也是市場上的消費選項。

除了自己動手磨豆漿，黃豆原豆入菜食用的機會較少，絕大多數都是購買豆腐、豆干、豆皮、豆包等初級的加工製品。那麼，黃豆加工製品的價格如何？就以最常購買的豆腐為例，前進大賣場貨架進行調查，來看看兩者之間的價差情況。

二〇一五年一月份的調查結果發現，以一百克基因改造豆腐為例，大漢和中華等

商品名稱	成分	元／100克
大漢涼拌豆腐	基因改造黃豆	3
中華家常豆腐		3.67
中華非基因改造超嫩豆腐	非基因改造黃豆	4
大漢超嫩豆腐		4.33
義美湯的豆腐		4.48
中華有機豆腐	有機黃豆	4.57

ⓘ 2015 年 1 月 25 日／地點：新北市汐止區家樂福

大品牌售價分布從三元到三．六七元不等，而一百克的大漢、中華、義美等非基因改造豆腐則為四元至四．四八元之間，價差比例約由9%到49%不等，每一百公克的豆腐最低與最高價之間相差約一．五元，以常見的三百公克盒裝豆腐來看，一盒豆腐約有四．五元的差距。

但是，我們也可以發現，使用基因改造黃豆的同廠牌家常豆腐和非基因改造超嫩豆腐之間，每一百公克只相差〇．三三元。

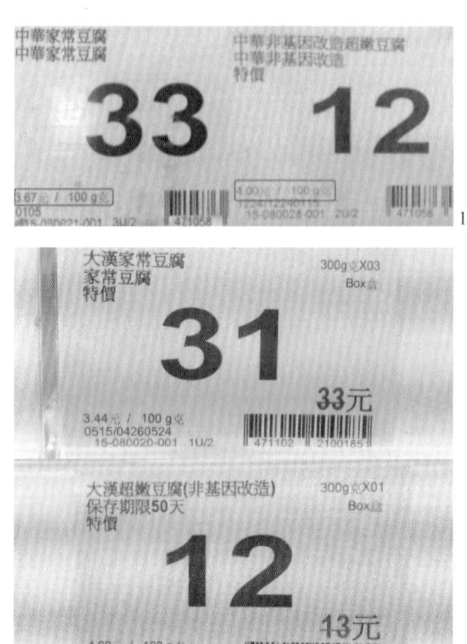

二〇一五年五月的另一次超市調查，非基因改造豆腐與基因改造豆腐價格依然相當接近，一盒三百公克的豆腐價差約為一．五元，同廠牌一百公克非基因改造豆腐比基因改造豆腐貴〇．五六元。

這些都是人人可自行在電腦前、住家附近、辦公室旁邊的賣場進行簡單的調查。從結果不難發現，以黃豆來說，有些非基因改造黃豆可能因為品種、產地或零售商的策略，與基因改造品項價格相同，有些較為昂貴。台灣在地生產的黃豆原豆和進口基因改造黃豆的零售價差達數倍固然是可能的，但是若轉換成民眾日常購買的加工製品，雖然兩者間存在價差，並不至於懸殊到某些人口中的「好幾倍」。

原因何在？

首先，黃豆加工製品的黃豆原豆成本在總成本中所佔的比率並不高，例如市占率最高的大廠牌盒裝超嫩豆腐中，黃豆與水的比例可能是一比八或一比十，其他常見的盒裝傳統豆腐或許有一比六。因此把原料價差單獨拉出來看似乎頗高，但平均分散到末端成品，自然就沒有那麼懸殊。

第二，每種不同加工製品所使用的黃豆數量與品質各不相同，同樣一塊豆腐，A品牌用的黃豆比例較高或品質較好，B品牌進貨黃豆原價較低、水分較多、數量較大、包裝或通路成本較小等，A品牌自然就有可能比B品牌貴，基因改造與

圖1、圖2／校園午餐搞非基行動團隊提供

否只是影響價格的其中一項因素，而非唯一。

有人問：「為什麼有時候我覺得基因改造豆漿喝起來比非基因造改還要濃醇香，不是說非基改比較好嗎？」先不談添加合成豆漿粉香料來創造濃醇香的因素，豆漿濃度主要是和黃豆與水的比例有關。基因改造或非基因改造的黃豆來源也只是決定豆漿風味的其中一項因素，而非唯一判別的標準。

所以，下次再聽說「非基因改造產品是有錢人在吃的玩意」或「非基改運動就是專門圖利某家廠商」，先去逛逛菜市場或大賣場，就可以了解消費者日常購買的實際狀況。

04 疑問

聽說有機作物等於非基因改造，真的嗎？

食安疑慮、環境污染日趨嚴重的今日，有機食品越來越受到消費者的重視。目前我國有機農產品的主管單位是行政院農業委員會，根據《農產品生產及驗證管理法》第十三條定義「有機農產品、農產加工品不得使用化學農藥、化學肥料、動物用藥品或其他化學品。」

依照農委會公布之《有機農產品及有機農產加工品驗證管理辦

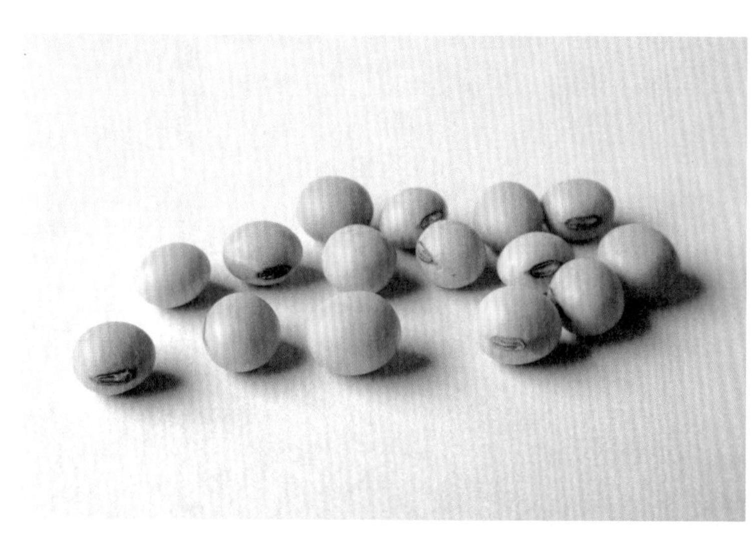

法》，在第六條辦法中的附件一，關於有機農產品及有機農產加工品。驗證基準中的第三部分，要求「作物、品種及種子、種苗」須符合以下規定：

· 選擇環境適應性佳及具有抗病蟲害特性的作物種類或品種，並儘量以生物及遺傳多樣化為原則，改進生產環境之生態多樣化。

· 種子不得以合成化學物質、對人體有害之植物性萃取物或礦物性材料處理。但依本基準得使用合成化學物質處理者，不在此限。

· 種苗之育苗過程中不得使用合成化學物質。

· **不得使用任何基因改造之種子及種苗。**

· 合格種子、種苗無法取得時，得採用一般商業性種子、種苗。

· 育苗場設施不得以合成化學物質消毒。但依本基準得使用合成化學物質處理者，不在此限。

從法條規範中很清楚的看到，有機農產品的定義之一為「不得使用基因改造種子及種苗」，一旦採用了基因改造的種子及種苗，便不符合台灣有機規範的農產品範疇，所以「有機農產品一定是非基因改造」的宣稱就可以成立。反之，有機認證還有許多其他的規範，非基因改造作物使用非基因改造種子或種苗，但未必採用有機農法，可能使用合成化學物質，當然也不會向獨立認證機構申請認證，所以「非基因改造作物一定是有機農產品」的說法不成立。

有些人批評非基因改造食品比起基因改造貴上好幾倍，其實不然，與基因改造農作和加工食品相較，非基因改造食品的價格實際上並未、也不應有高達數倍的價差。較有可能的解釋是，他們以有機食品的價格當作非基因改造品項而造成的錯誤印象。

05 疑問

聽說美國人都把基因改造黃豆銷售國外，自己反而不吃，是真的嗎？

黃豆製品是台灣、日本、韓國與中國等亞洲國家的常民食物，經常出現於民眾的餐桌上，而美國等西方國家人民的飲食習慣不同，較少黃豆製品，因此會出現這個疑問。

根據美國黃豆出口協會表示，美國每年生產九千多萬噸以上的黃豆，約有94%是基因改造黃豆，其中又有50%是在美國國內消費。

在吃豆腐和喝豆漿不那麼普遍的國家，這些黃豆到底去哪了？

黃豆用途廣泛，經濟效益十分驚人，在美國也是如此。以民眾直接食用的範圍作為區分：餐廳或食品生產使用的大豆沙拉油、熱狗、漢堡、素食素料、嬰兒配方奶粉中所加入的大豆分離蛋白，全球知名連鎖咖啡店也有一系列的豆乳咖啡品項；至於民眾不直接食用的黃豆，則可作為牲畜的飼料。

1
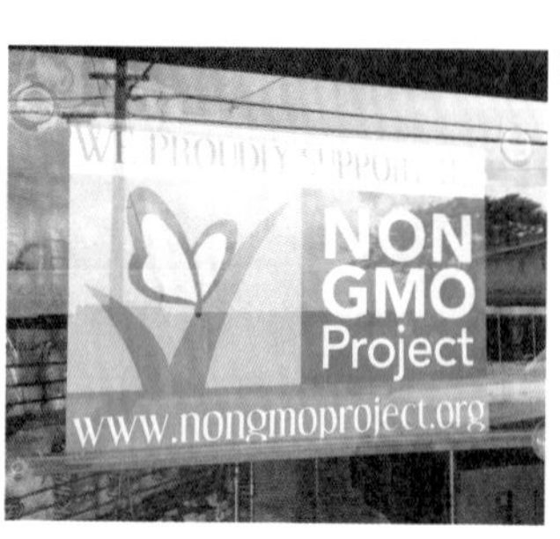

2
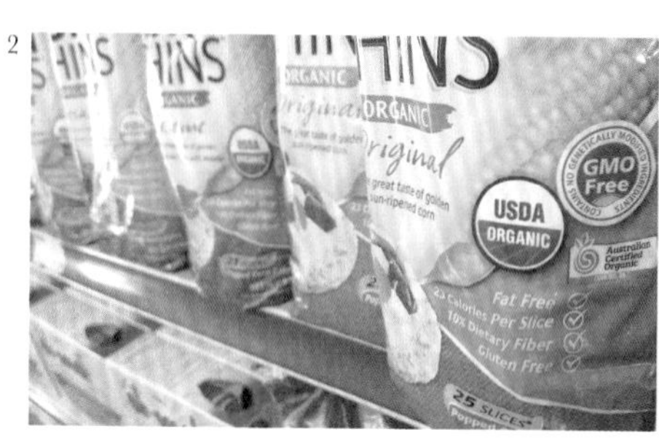

圖1、圖2／校園午餐搞非基行動團隊提供

美國人並非完全吃不到黃豆，而是隱藏在一些我們比較容易忽略的食品成分裡或添加物中。

從這個疑問衍生出另一個有趣的話題：身處基因改造作物生產及出口大國的美國，一般消費者對基因改造食品的了解有多少？他們知不知道除了基因改造黃豆之外，還有基因改造玉米、棉花、油菜及其他作物，並透過不同的食品樣貌吃進肚腹裡呢？

以美國人大量消費的加工食品而言，約有80%以上的品項含有基因改造食品原料。但是除少數幾州立法通過基因改造食品須標示之外，絕大部分地區的食品中，基因改造的標示屬於自願性質，亦即製造廠商採用或添加基因改造原料可以不告知消費者。

近幾年，美國的消費者發起要求基因改造食品標示的食物知情權行動，卻屢遭孟山都等跨國種子公司透過政策遊說、媒體廣告或官司等方式橫加阻撓。例如二〇一四年年底，奧勒岡州基因改造食品強制標示公投，開票結果是反對票 51%，以些微差距領先贊成票的 49%。但反對陣營獲得來自可口可樂、百事可樂、通用磨坊（General Mills）、卡夫（Kraft）和家樂氏（Kellogg's）等多家食品公司近兩千萬美元的捐款，包括孟山都的五百多萬，強力放送基因改造食品不須標示的廣告。

基因改造食品真如廣告所說的那麼好，不是更應該標示出來，以獲取更多消費者的信心？反而拒絕提供原料資訊，並且砸下大錢來阻止標示公投法案通過，讓人不禁對這些農業生技和食品公司的動機起疑。

二〇一五年七月二十三日，美國眾議院以二百七十五票比一百五十票通過 HR1599 法案（一般稱為「闇黑法案（Dark Act）」），內容包括禁止聯邦、州與地方政府制定要求基因改造食品標示的法令：從中央到地方，各級政府皆不得立法要求基因改造食品必須強制標示，而且美國農業部將建立自己官方的非基因改造食品認證計劃，比現行由第三方公正組織NON-GMO Project所推動的非基因改造食品認證標準低許多，讓業者申請非基因改造食品的認證程序來得更為容易。

此法案目前已移至參議院進行討論，結果如何雖猶未可知，但是卻得看出來，美國主管機關與食品業者極度擔心食品被貼上基因改造的標籤。

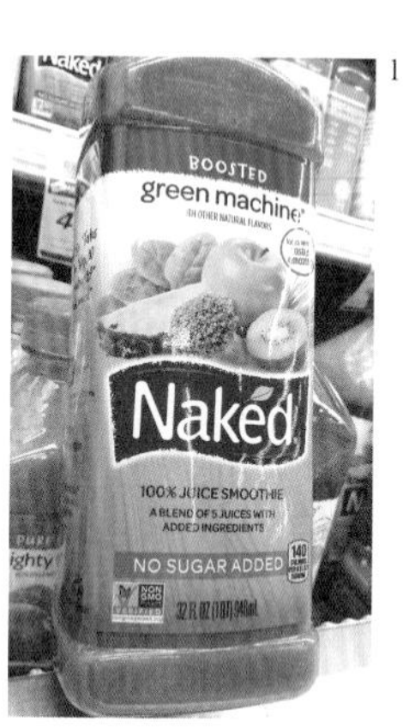

圖1、圖2／校園午餐搞非基行動團隊提供

疑問 06

大豆沙拉油都是以基因改造黃豆為原料，真的嗎？

由於黃豆本身富含脂質，依品種不同，約有 15 ~ 20% 的脂肪含量，可作為植物性油脂的來源，是最普及的食用油之一。一九九六年基因改造黃豆面市，種植面積越來越多，因萃取之後的大豆油中幾乎已不含轉殖基因片段或蛋白質，基因改造風險的疑慮相對來說比較小，加上價格頗具競爭優勢，因此益發普及。目前全球所使用的大沙拉油有極高的比例都以基因改造黃豆為原料。

與大豆沙拉油情況類似的是高果糖糖漿（High-fructose corn syrup，HFCS）。此項商品是透過酵素分解基因改造玉米澱粉，最終製成葡萄糖和果糖的混合產品，由於最終產品幾乎不含轉殖基因片段或蛋白質，所以也常常成為爭論的焦點。

世界各國對於大豆沙拉油或高果糖玉米糖漿等高層次加工品，在基因改造食品標示上作法各不相同。歐盟和中國都規定，基於追溯原則，只要是以基因改造生物製成，不論是否能夠檢驗出所含的轉殖基因片段或蛋白質，均須標示。

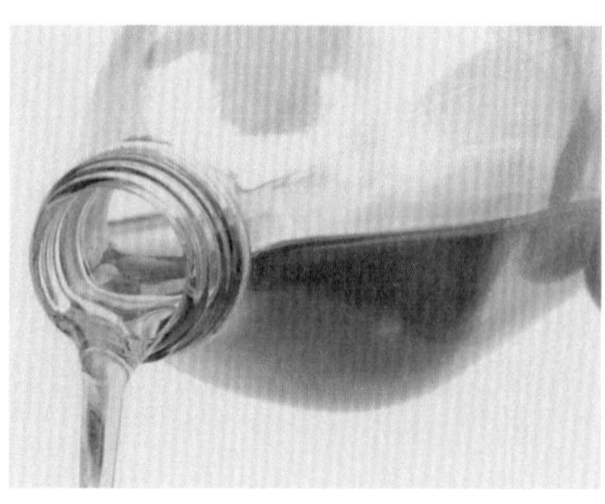

而在台灣，現行制度中並未強制要求高層次加工品必須標示基因改造與否，但自二〇一五年十二月三十一日起，基因改造食品標示新制全面落實後就必須加註說明。關於標示的法令規範部分會在第六章中詳盡說明。

雖然沙拉油及玉米糖漿的成分中幾乎已經不含轉殖基因片段或蛋白質，仍然有許多消費者與商家基於環境保護、健康風險和社會正義考量，決定停用基因改造油脂、糖漿等產品，以避免任何可能的基因改造風險。

例如備受矚目的美國連鎖墨西哥速食店Chipotle，改用葵花油來炸薯條和玉米餅皮，而米飯和拌炒烘烤蔬菜料理時則使用非基因改造米糠油。在台灣，也有知名食品業者的全系列產品不使用沙拉油，將旗下加工製品中的油脂全面替換為棕櫚油。

國家	高層次加工品基改標示規定
歐盟	基於追溯原則，所有最終產品（加工品及再加工品），如係從基因改造生物所製成，不論是否能夠檢驗出所含轉殖基因片段或蛋白質，均須標示。 應在包裝上標示「本產品含有基因改造生物」或「本產品含有基因改造 XXX（生物名）」。
中國	轉基因農產品直接加工品，標註為「轉基因 xx 加工品（製成品）」或「加工原料為轉基因 xx」。 用轉基因生物或用含有轉基因生物成分產品加工製成之產品，但最終銷售產品中已不再含有或檢測不出轉基因成分的產品，標註為「本產品為轉基因 xx 加工製成，但本產品已不再含有轉基因成分」或「本產品加工原料中有轉基因 xx，但本產品中已不再含有轉基因成分」。 第一批實施標示管理的農業轉基因生物目錄（5 類 17 項） · 大豆種子、大豆、大豆油、豆粕 · 玉米種子、玉米、玉米油、玉米粉 · 油菜種子、油菜籽、油菜籽油、油菜籽粕 · 棉花種子 · 番茄種子、鮮番茄、番茄醬
台灣	新制：針對醬油、大豆沙拉油及玉米糖漿等等高層次加工品，若使用基因改造食品原料，應加註下列標示之一： ·「基因改造」、「含基因改造」或「使用基因改造〇〇」 ·「本產品為基因改造〇〇加工製成，但已不含基因改造成分」或「本產品加工原料中有基因改造〇〇，但已不含有基因改造成分」。 ·「本產品不含基因改造成分，但為基因改造〇〇加工製成」或「本產品不含基因改造成分，但加工原料中有基因改造〇〇」。

ⓘ 資料來源：衛福部食藥署會議資料（2015 年 4 月 14 日）

07 疑問

市面上很多麵粉都是來自基因改造小麥，真的嗎？

社群網站的貼文裡出現一則消息，提醒民眾注意基因改造小麥製品。文案內容提到：「目前市面上的麵粉來源多為基因改造小麥，所以麵粉類食品，像是麵條、麵包、饅頭、包子、蛋糕或糕餅等等，都要特別注意！」

黃豆、小麥、玉米，在全球農糧與期貨市場上可說是牽一髮而動全身，台灣本土生產量極低，「黃小玉」也大量倚賴進口。台灣氣候風土適合稻米生長，人民本以米食為主，二戰之後種種因素所致，進口小麥普及率漸高，各式各樣的麵粉製品已與米食並駕齊驅成為國人主食。

跨國農業生技公司如孟山都等實驗室裡，確實早已製造出基因改造小麥，台灣市面上的麵粉來源多為基因改造小麥？這則流言相當驚悚，到底是真是假？

在第二章討論全球商業化種植基因改造作物時，便以小麥為例示範查詢的步驟。最後獲得一個結論：基因改造小麥，目前在全球並未有商業化的種植與流通情況。

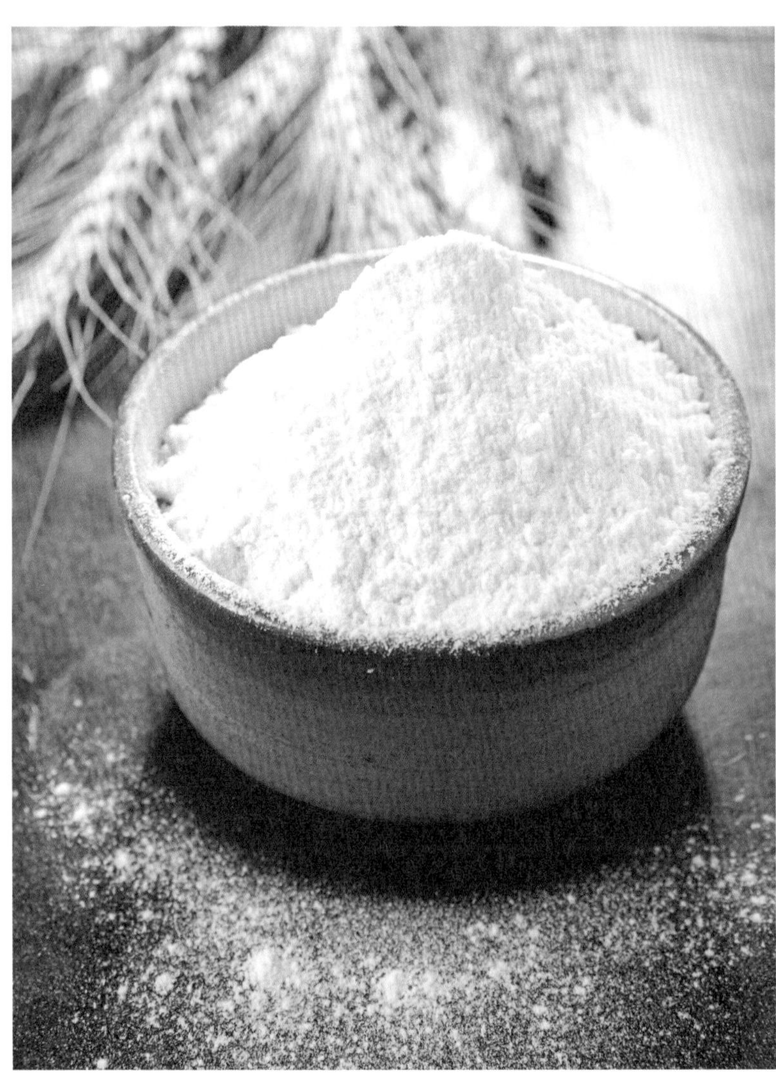

從全球回到台灣，近期一篇新聞資料顯示，美國小麥協會台灣辦事處處長盧榮錦澄清，美國沒有生產基因改造小麥，且出口到台灣的小麥原料均附上非基因改造證明。查詢台灣允許進口的基因改造食品原料品項，目前有黃豆、玉米、棉花及油菜等四種，基因改造小麥並不存在。事實上也不可能有廠商申請進口，因為根本沒有人種。

不過，無風不起浪，事出必有因，追究這則流言起因，恐怕是來自於二〇一三年與二〇一四年美國爆發的基因改造小麥污染「羅生門」事件。二〇一三年五月美國農業部曾宣布，在西岸農業重鎮之一的奧勒岡州，遭人舉發出現未經核准種植的基因改造小麥。驚覺小麥異常的農業諮詢師將小麥樣品送進實驗室檢測，發現了抗嘉磷塞的轉殖基因——CP4，追查後確認是孟山都基改小麥 MON-71800（第二章所舉例的品系）。

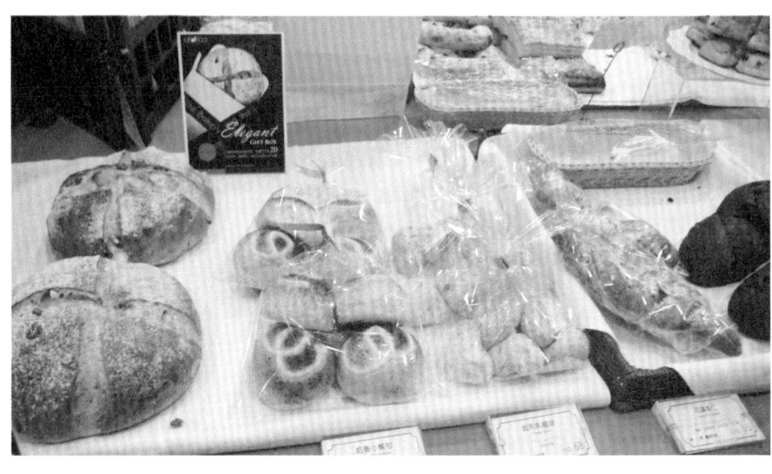

這起案件令人費疑猜的癥結在於，孟山都公司雖然研發成功，但因為國際間的商業壓力及消費者的疑慮，早在二〇〇四年就放棄申請商業化種植，也將研發出來的基因改造小麥種子銷毀，為何時隔近十年，竟赫然在美國麥田裡現身？

孟山都堅持當年基因改造小麥種子俱已銷毀，宣稱這是一起獨立的意外事件。不過，已引起進口美國小麥的日、韓等國高度警戒，立即停止進口。經檢驗後並未發現有任何進一步基改污染的證據，才又重新開放。

一年多之後的二〇一四年九月，蒙大拿州州立大學裡的試驗田，又出現基因改造小麥蹤跡。此地曾是孟山都用來進行抗除草劑的基因改造小麥田的試驗所在地，還好只做實驗田之用，所以並未實際影響美國小麥的外銷。

二〇一三年及二〇一四年基因改造小麥污染事件何以會發生，事實真相確實如羅生門般迷離，目前沒有一個肯定的答案，恐怕短期間也難有解答。或許看了上述這些新聞報導，仍有人擔心是否可能吃到基因改造小麥，但持平來說，這個機率真的非常小。按照目前美國官方和各進口國的資料，受到基改污染的美國小麥應當並未擴散，更不太可能流到我國市面上製成麵條、麵包、饅頭、包子、蛋糕或糕餅供台灣人食用。

基改小故事

美國正式宣布轉基因有毒？別再相信沒有根據的說法了！

一篇標題為《【瘋傳】美國正式宣布轉基因有毒！教您如何辨別轉基因食品，為了下一代，請一定要看！》的文章，每隔一陣子就不時被網友在臉書上熱烈轉載。

檢視其內容，發現文內擷取了許多網路上尚未經查證的流言，搭配一幅玉米田中長出嬰兒的恐怖畫面，不僅不符合台灣目前基因改造食品的現況，反而引起無謂的聯想與恐慌。事實上，透過剖析文中謬誤敘述，正好提供我們辨別基改流言真偽的範例教材。

一、對未附上資料來源的科學論述及實驗結果，宜持懷疑態度！

「法國科學家實驗證明轉基因玉米誘發腫瘤。看到被做實驗的小白鼠身上長出來大大的腫瘤和痛苦的樣子，實在感到恐怖。」

破題第一段文字提到的法國科學家應為 Gilles-Éric Séralini，而引起軒然大波的地方就是本書介紹過的「年年春除草劑及抗年年春除草劑的基改玉米長期毒性研究」論文。

Gilles-Éric Séralini 的實驗結果與爭議，堪稱近年來最受矚目的明星事件。

擁護基因改造科技的科學家們批評，這項實驗所選擇的大鼠種類有問題，況且樣本數不足，而統計也有錯誤，根本不值得相信。然而，反對基因改造的科學家們卻以此案例來說明跨國企業不願明確公開實驗結果，而且以其實驗對象 SD 大鼠的生命週期對比人類生命週期，影響可能長達三、四十年，所以食用基因改造作物對人體健康的影響或需經歷長時間才能顯現。

但是這篇網路文章並未正確引用出處，想當然爾地斷言小白鼠有「痛苦的樣子」，不針對實驗爭議討論，只看圖說故事舉出基改的恐怖；第二段關於美國環境醫學科學研究院（American Academy of Environmental Medicine, AAEM）的報告，以及通篇其他段落所宣稱的實驗結果，也都由於欠缺資料來源，可信度令人質疑。

在文圖不搭配的情況之下，讓不知情的民眾無從判斷。

二、美國環境醫學科學院不代表美國，標題刻意誤導以引起話題？

「美國正式宣布轉基因有毒？」其中所謂的「美國」指的是誰？美國總統嗎？顯然不是。該文前半大篇幅引用前述 AAEM 所發表的報告，但如同第一點所說，沒有附上原始資料和來源連結，讓人無從分辨真偽。

再者，該機構是一個位於堪薩斯州的私人組織，如何代表美國官方？標題明顯的刻意誤導，看來只是為引起話題。

三、基因改造作物為美國農業重心，怎麼可能公開宣稱自打嘴巴？

基因改造黃豆及玉米為美國農業重心，舉二〇一一年基因改造種植面積為例，耐除草劑基因改造黃豆占美國黃豆種植面積 94％，基因改造玉米則是 72％。

全球基改產業龍頭孟山都公司總部設在美國的密蘇里州，長久以來不斷透過政治遊説手段，促成基因改造作物的限制管理的鬆綁；申請基因改造種子專利權，掌控世界糧食主權；花費大量金錢，利用媒體宣傳基因改造作物的美好願景，甚至試圖以官司阻撓美國數州進行「要求食品基因改造標示」的公投。

連基因改造食品標示的基本知情權都困難重重了，要「美國」公開宣布基因改造作物有毒？太牽強。

四、通篇皆以中國食品名稱為例證，文中提出辨別原則並不符台灣現況。

雖然流傳的文章是繁體字版本，內容卻明顯完全出自中國脈絡。明眼人馬上會發現，台灣使用「基因改造」、「基改」的用詞，而非「轉基因」；馬鈴薯不會寫成「土豆」，番茄也不可能會變成「西紅柿」。

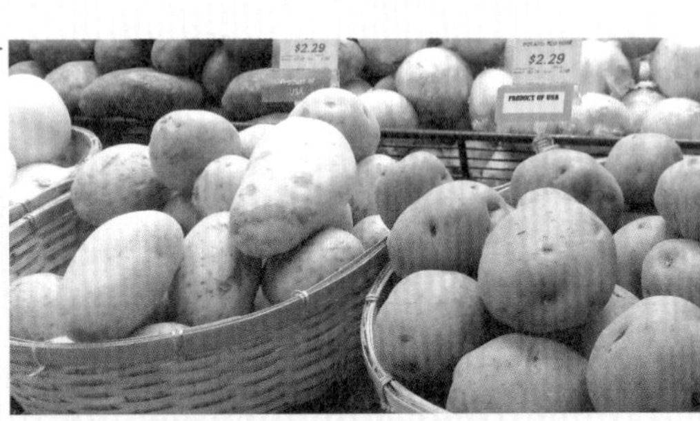

圖一／校園午餐搞非基行動團隊提供

一般人幾乎無法從外觀辨別基因改造作物。文中提出判別紅蘿蔔、馬鈴薯、玉米和番茄是否是基因改造作物方式，可以說毫無根據。

另一個以訛傳訛的流言，是以PLU碼判斷進口水果是否為基因改造。此法在台灣並不適用。台灣超市裡不太可能出現標明8開頭的進口基因改造水果，主因在於目前允許進口的四種基因改造食品原料中，並不包含水果。

第六章

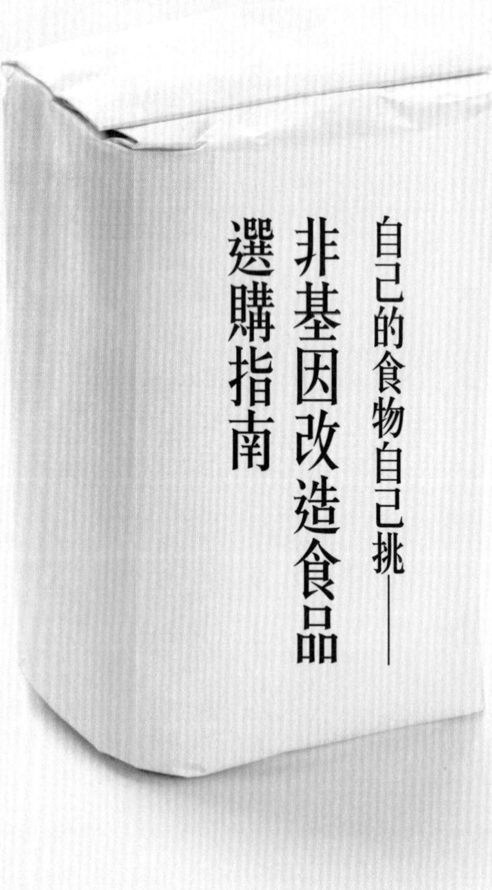

自己的食物自己挑——非基因改造食品選購指南

近一兩年，從路旁斗大的廣告招牌看板、高掛的紅布條、身邊二十四小時放送的電視廣告或便利超商的貨架上，都能見到非基因改造豆漿、豆腐的文宣，很難不注意非基因改造食品已經躍升成為主流市場的明星商品。

這股消費風潮，顯示台灣大多數的消費者已將基因改造食品帶來的健康風險納入購物考量，而且非基因改造食品所代表的在地特色、糧食自給、環境保護、永續生活與公平正義的倫理觀點，也逐漸獲得理解與認同。民眾在購買非基因改造食品的同時，正為未來投下一票。

然而，經歷多次食安風暴後，許多民眾無法信任廠商自主管理，嚴重懷疑主管單位把關的嚴密性，也焦慮擔心到底還可以吃甚麼？面對市面上琳瑯滿目的非基因改造食品，到底可不可靠？該怎麼選購才不會受騙？如何分辨商品基改標示的真偽？這些都成了大家心中普遍的疑問。

二〇一五年之前，這樣的疑問真難回答。還好二〇一四年建立食品追蹤追溯系統，二〇一五年二月包含基因改造食品原料輸入等八大類業者納入管理，搭配二〇一五年七月一日正式上路的基因改造食品標示新制，有了這些相關的法令與配套措施，終於能透過進口數量查詢系統和查驗登記制度，從源頭控管食品原料，掌握大多數基因改造食材的來源和去向。

在基因改造食品標示舊制中未納入規範的食品添加物與散裝食品，也有法可管了。只要搞懂如何利用官方設置的資料查詢系統，任何人都可以透過雲端資訊，理解更多關於市面上基因改造與非基因改造食品的真相。

我們將介紹各種官方設置的資料系統，逐步圖解示範查詢功能，接著再利用圖表介紹二〇一五年甫上路的基因改造食品原料與標示法規，以及如何正確選擇非基因改造食品的小秘訣。

雖然基因改造食品充斥市面，盡可能遠離基因改造食品所帶來的風險疑慮，方法也就在指尖。

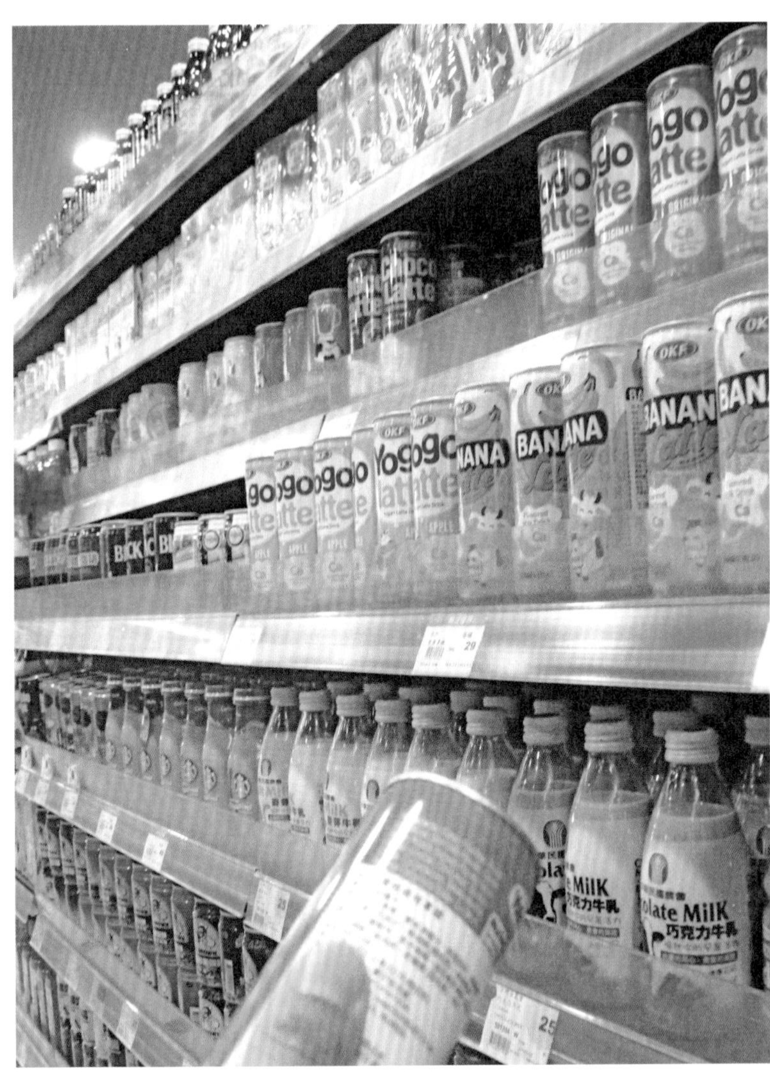
OKF
Yogo Latte
Choco Latte
BANANA
巧克力牛乳
olate Milk

01

財政部關稅署統計資料庫查詢系統

隨時可查詢進口玉米與黃豆的來源

「台灣有99%的黃豆來自進口，根據統計，台灣一年約進口二百三十萬公噸的黃豆，其中有九成是基因改造。」這段話看來格外熟悉，幾乎是所有報章媒體或民間團體提及台灣基因改造食品現況時的起始句。99%、二百三十萬公噸、九成……這些數據到底從何得知？

二〇一三年十一月九日，衛生福利部公布《食品及其相關產品追溯追蹤系統管理辦法》，辦法中明訂食品業者於食品及其相關產品供應過程各環節，應經由標記得以追溯產品供應來源或追蹤產品流向。

二〇一四年十一月，將基因改造及非基因改造的玉蜀黍、玉米粒、大豆、大豆粉等十項列入輸出入貨品分類號列，各有自己的專屬貨號。

在此之前，進口的玉米或黃豆，無論是否為基因改造來源，只有單一稅號，並未分開登錄，從沒有人確實得知每月或每年、從那些國家、進口多少數量的基因改造與非基因改造原料。現在終於建置系統，可以記錄、統計和追蹤這些資料了。

那麼，二百三十萬公噸的進口黃豆中的九成比例為基因改造，在沒有基因改造和非基因改造的貨號分列之前，是怎麼得知的？那是政府和糧商「估計」出來的約略數據。以二〇一三年的說法為例，黃豆進口總數約二百三十萬公噸，估計供人食用用途約二十多萬噸，大概佔總進口量的十分之一。黃豆食品原料中，約有兩萬噸左右來源為非基因改造來源，其餘皆為榨油和飼料使用的基因改造黃豆。根據這個比例，長久以來基因改造黃豆佔總進口量的比例超過99%，而供人食用的進口黃豆則只有10%為非基因改造，九成左右為基因改造來源。

說來荒謬，之前「偷跑」引進、無法可管的時期不算，我國二〇〇二年正式核准美國基因改造黃豆進口至今已有十多年，到二〇一四年年底之前，民眾天天吃下肚的基因改造、黃豆或玉米數量竟然只是個粗略的估計值！

現在資料庫和查詢系統已建置完成，懂得查詢進口數量，就不必再道聽塗說。

查詢教學—財政部關稅署統計資料庫查詢系統

1. 前往財政部關稅署統計資料庫

網址 https://portal.sw.nat.gov.tw/APGA/GA03

或掃描下方的 QR Code

2. 進入「財政部關稅署統計資料庫查詢系統」首頁。

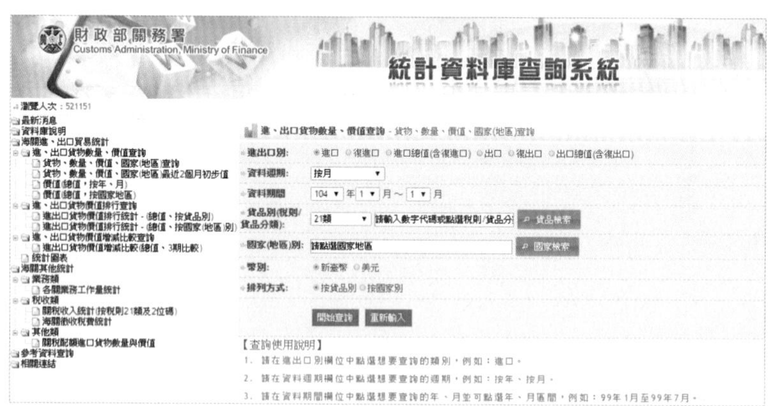

3. 選擇查詢月份及貨品檢索。

例如，選擇查詢的月份為104年1月至4月。點選「貨品檢索」按鍵，輸入關鍵字「大豆」，按下查詢。

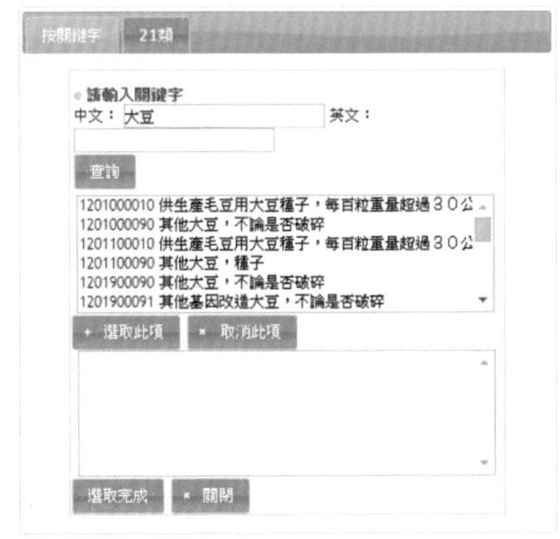

4. 選擇查詢貨品

從查詢結果中選取「其他基因改造大豆，不論是否破碎」、「其他非基因改造大豆，不論是否破碎」、「基因改造大豆（黃豆）粉及細粒」及「非基因改造大豆（黃豆）粉及細粒」四項，最後按下選取完成。

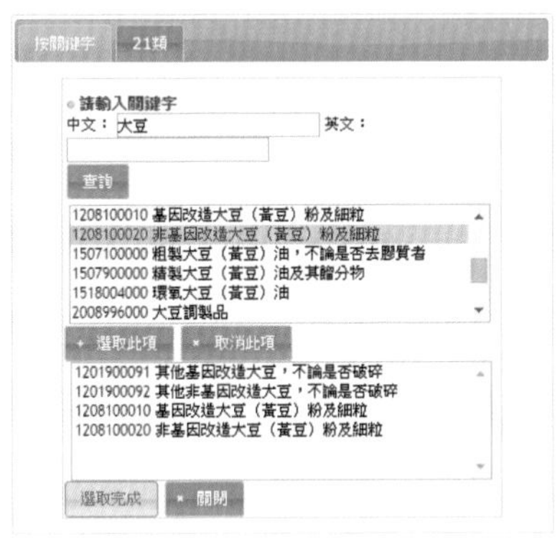

5. 選擇進口國家與幣別。

進入「國家地區」選項。由於這次查詢目的是想要了解所有進口來源，不限於特定國家地區，所以「國家 / 地區別」保留空白，「幣別」選擇新台幣，「排列方式」則按依貨品別，最後點下「開始查詢」。

統計資料庫查詢系統

進、出口貨物數量、價值查詢 - 貨物、數量、價值、國家(地區)查詢

進出口別:	進口 ○復進口 ○進口總值(含復進口) ○出口 ○復出口 ○出口總值(含復出口)
資料週期:	按月
資料期間	104 年 1 月～ 4 月
貨品別(稅則/貨品分類):	11碼 1201900091,1201900092,120810(貨品檢索
國家(地區)別:	請點選國家地區 國家檢索
幣別:	新臺幣 ○美元
排列方式:	按貨品別 ○按國家別
	開始查詢 重新輸入

【查詢使用說明】

6. 顯示查詢結果，可輸出檔案儲存。本次查詢日期為 2015 年 7 月 26 日，資料期間為 2015 年 1 月至 4 月的四個月統計數據。

- 「其他基因改造大豆，不論是否破碎」：總進口數量為 885,264 公噸，進口國家前三名依序為美國、巴西及阿根廷。
- 「其他非基因改造大豆，不論是否破碎」：總進口數量為 21,227 公噸，以美國和加拿大為最大宗。
- 「基因改造大豆（黃豆）粉及細粒」：從日本進口 39,416 公噸。
- 「非基因改造大豆（黃豆）粉及細粒」：從印度、美國與日本進口共 1,883,178 公噸，以印度 167 萬多公噸最多。

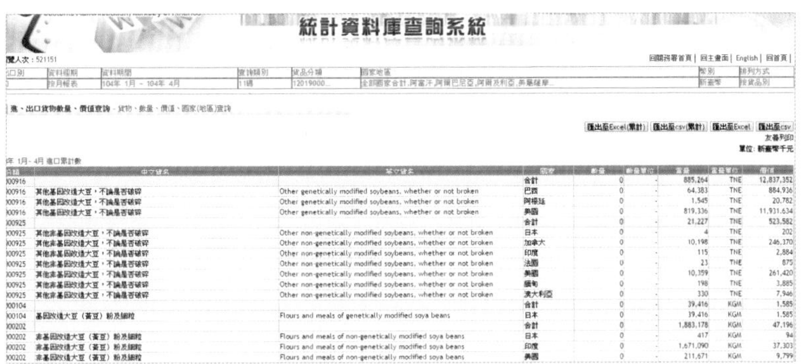

統計資料庫查詢系統

覽人次：521151

回關務署首頁｜回主畫面｜English｜回首頁｜

出口別	資料種類	資料期間	查詢類別	貨品分類	國家地區	幣別	排列方式
	按月報表	104年 1月 ~ 104年 4月	11碼	12019000...	全部國家合計,阿富汗,阿爾巴尼亞,阿爾及利亞,美屬薩摩...	新臺幣	按貨品別

進、出口貨物數量、價值查詢 - 貨物、數量、價值、國家(地區)查詢

匯出至Excel(累計)｜匯出至csv(累計)｜匯出至Excel｜匯出至csv

友善列印

單位：新臺幣千元

年 1月 - 4月 進口累計數

號列	中文貨名	英文貨名	國家	數量	數量單位	重量	重量單位	價值
00916			合計	0	-	885,264	TNE	12,837,352
00916	其他基因改造大豆，不論是否破碎	Other genetically modified soybeans, whether or not broken	巴西	0	-	64,383	TNE	884,936
00916	其他基因改造大豆，不論是否破碎	Other genetically modified soybeans, whether or not broken	阿根廷	0	-	1,545	TNE	20,782
00916	其他基因改造大豆，不論是否破碎	Other genetically modified soybeans, whether or not broken	美國	0	-	819,336	TNE	11,931,634
00925			合計	0	-	21,227	TNE	523,582
00925	其他非基因改造大豆，不論是否破碎	Other non-genetically modified soybeans, whether or not broken	日本	0	-	4	TNE	202
00925	其他非基因改造大豆，不論是否破碎	Other non-genetically modified soybeans, whether or not broken	加拿大	0	-	10,198	TNE	246,370
00925	其他非基因改造大豆，不論是否破碎	Other non-genetically modified soybeans, whether or not broken	印度	0	-	115	TNE	2,884
00925	其他非基因改造大豆，不論是否破碎	Other non-genetically modified soybeans, whether or not broken	法國	0	-	23	TNE	875
00925	其他非基因改造大豆，不論是否破碎	Other non-genetically modified soybeans, whether or not broken	美國	0	-	10,359	TNE	261,420
00925	其他非基因改造大豆，不論是否破碎	Other non-genetically modified soybeans, whether or not broken	緬甸	0	-	198	TNE	3,885
00925	其他非基因改造大豆，不論是否破碎	Other non-genetically modified soybeans, whether or not broken	澳大利亞	0	-	330	TNE	7,946
00104			合計	0	-	39,416	KGM	1,585
00104	基因改造大豆（黃豆）粉及細粒	Flours and meals of genetically modified soya beans	日本	0	-	39,416	KGM	1,585
00202			合計	0	-	1,883,178	KGM	47,196
00202	非基因改造大豆（黃豆）粉及細粒	Flours and meals of non-genetically modified soya beans	日本	0	-	417	KGM	94
00202	非基因改造大豆（黃豆）粉及細粒	Flours and meals of non-genetically modified soya beans	印度	0	-	1,671,090	KGM	37,303
00202	非基因改造大豆（黃豆）粉及細粒	Flours and meals of non-genetically modified soya beans	美國	0	-	211,671	KGM	9,799

02

一次搞懂基因改造食品標示新制

遠離基因改造食物，有憑有據

二〇一五年七月一日正式上路的「包裝食品含基因改造食品原料標示應遵行事項」、「食品添加物含基因改造食品原料標示應遵行事項」及「散裝食品含基因改造食品原料標示應遵行事項」等三項法令規範，與國人生活息息相關。

從二〇一四年二月六日《食品安全衛生管理法》修正公告通過，正式將基因改造食品納入管理規範後，衛福部食品藥物管理署便召集各方學者專家、食品業者與民間團體開會研擬修訂施行方式，經過一年半的努力與協調，足足提出四次版本後，才正式敲定通過全面納入散裝食品、食品添加物與包裝食品的基因改造食品標示規定。其間法規演進與折衷協調過程，可在本章〈基改小故事〉中略窺一二。

新制重點為「散裝食品」自二〇一五年七月一日起分三階段執行，「包裝食品」與「食品添加物」則從二〇一五年十二月三十一日起實施。非基因改造食品原料

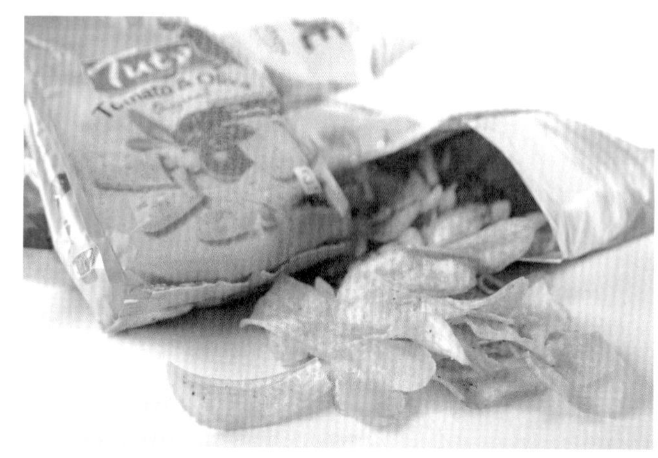

之非故意摻雜容許量則下修至3%，未來只要產品中含有基因改造食品原料就須標示，且高層次加工品需加註說明，若違反標示事項將會處以三萬元至四百萬元的罰鍰。

各階段實施辦法和細節略為繁瑣，與民眾權益相關的規範整理如下。

包裝食品、食品添加物及散裝食品含基因改造食品原料標示施行時間

類別	範圍		施行日期
	品項	對象	
散裝食品	農產品型態之基因改造食品原料（黃豆穀粒、黃豆粉）	食品販賣業者已辦理公司登記或商業登記者	2015 年 7 月 1 日
散裝食品	初級加工產品：豆漿、豆腐、豆花、豆乾、豆皮、大豆蛋白製得之素肉產品	連鎖食品販賣業者已辦理公司登記或商業登記者	2015 年 10 月 1 日
	農產品型態之基因改造食品原料（黃豆穀粒、黃豆粉）	食品販賣業者未辦理公司登記或商業登記者	
散裝食品	初級加工產品：豆漿、豆腐、豆花、豆乾、豆皮、大豆蛋白製得之素肉產品	非連鎖食品販賣業者已辦理公司登記或商業登記者 食品販賣業者未辦理公司登記或商業登記者	2015 年 12 月 31 日
包裝食品	全面標示	全面標示	
食品添加物			

ⓘ 資料來源：校園午餐搞非基行動團隊

非基因改造食品原料之非故意摻雜率下修至 3%

在本次基因改造食品標示規範中，爭論得沸沸揚揚的莫過於非基因改造食品原料之非故意摻雜率，是否要由之前的 5% 下修至 0.9% 的歐盟標準。最終以 3% 得到差強人意的結果。

何謂非基因改造食品原料之非故意摻雜率呢？

指的是非基因改造食品原料，可允許因採收、儲運或其他因素等非故意或偶發等無法預防之因素摻入的基因改造成分的比例。

以台灣新制的 3% 來舉例說明，倘若在一百公克的非基因改造黃豆原料中，非由生產者或製作者故意加入，而是在採收、倉儲、運輸等非故意的情況下混雜了基因改造黃豆，未超過三公克，則這一批原料仍被視為非基因改造食品原料。如果超過三公克呢？依照 3% 的新制，這批黃豆就將被視為基因改造食品原料，而且不管是用做豆腐、豆干或豆漿，食品標示上都應標明本產品使用基因改造黃豆。

只要使用基因改造食品原料或添加物就需標示

依《食品安全衛生管理法》第二十二條第一項第九款和第二十四條第一項第九款中規定，食品若「含基因改造食品原料」與「含基因改造食品添加物之原料」都應於容器或外包裝明顯標示。

以包裝食品來說，自二〇一五年十二月三十一日起，只要食品中使用任何基因改造食品原料或添加物，不論添加的比例多少，都需在外包裝或容器上標示「基因改造」或「含基因改造」字樣。

高層次加工品若直接使用基因改造食品原料，需要加註說明。

非基因改造食品原料之非故意摻雜率		
100 公克的非基因改造黃豆中含有 3.1 公克的基因改造黃豆（3.1%）	舊制	新制
	視為非基因改造食品原料	視為基因改造食品原料

ⓘ 資料來源：校園午餐搞非基行動團隊

針對屬於高層次加工品的醬油、大豆沙拉油及玉米糖漿，若使用基因改造食品原料，應加註下列標示之一：

一．「基因改造」、「含基因改造」或「使用基因改造〇〇」

二．「本產品為基因改造〇〇加工製成，但已不含基因改造成分」或「本產品加工原料中有基因改造〇〇，但已不含有基因改造成分」。

三．「本產品不含基因改造成分，但為基因改造〇〇加工製成」或「本產品不含基因改造成分，但加工原料中有基因改造〇〇」。

舉例來說，二〇一五年十二月三十一日起，使用基因改造黃豆為原料的醬油產品，就必須加註「本醬油產品為基因改造黃豆加工製成，但已不含基因改造成分」。要特別說明三點：

一．基因改造標示規範中，所謂的高層次加工品適用對象有：黃（大）豆油、醬油、玉米油、玉米澱粉、玉米糖漿、棉籽油和芥花油。

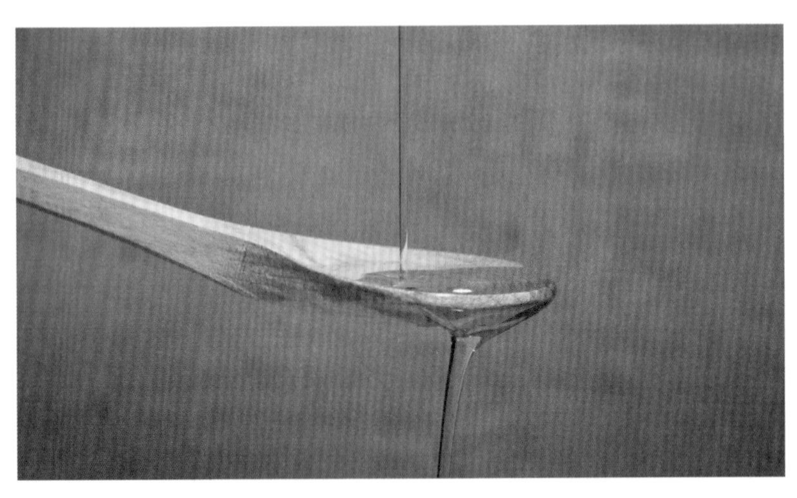

二．以上規範並非適用於所有油品，其原則在於調和油和調味料用油的差異。新制規定，如含來源為基因改造食品原料油品所調製之調味料用油品（如：麻油、胡麻油、香油及辣椒油）可無須標示。

三．產品使用高層次加工品作為其內容物成分原料之一，成分已不含轉殖基因片段或轉殖蛋白質，該產品外包裝得免標示。例如，由基因改造黃豆製成的醬油，在醬油包裝上須標示基因改造相關規定字樣，但泡麵裡使用了基因改造醬油，就不須標示。

包裝食品、食品添加物及散裝食品含有基因改造食品原料之標示		
	舊制	新制
包裝食品、食品添加物及散裝食品含有基因改食品原料	黃豆與玉米等兩種基因改造食品原料超過重量5%上須強制標示。	只要含有基因改造食品原料，不管比例多少，均須強制標示。
製造過程中使用基改食品原料，於終產品已不含轉殖基因片段或轉殖蛋白質者（高層次加工品，如醬油、沙拉油等…）	無須標示	一.「基因改造」、「含基因改造」或「使用基因改造〇〇」 二.「本產品為基因改造〇〇加工製成，但已不含基因改造成分」或「本產品加工原料中有基因改造〇〇，但已不含有基因改造成分」。 三.「本產品不含基因改造成分，但為基因改造〇〇加工製成」或「本產品不含基因改造成分，但加工原料中有基因改造〇〇」。

ⓘ 資料來源：校園午餐搞非基行動團隊

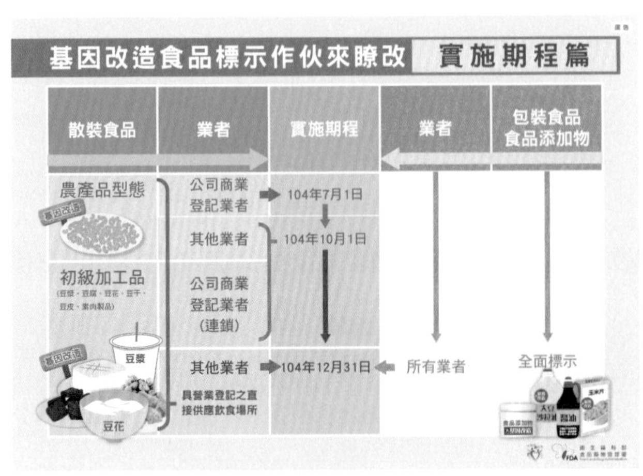

ⓘ 圖片提供：衛生福利部食品藥物管理署

國際上已審核通過之相對基因改造食品原料，始得標示「非基因改造」或「不是基因改造」字樣

新制實施之後，欲標示「非基因改造」或「不是基因改造」字樣之食品原料，在國際上須有已審核通過可種植或作為食品原料使用之相對基因改造食品原料，始得標示。

以豆漿為例，若使用非故意摻雜率為0.9%的非基因改造黃豆為原料，便可於產品上標示「本產品使用符合歐盟法規非故意摻雜率為0.9%的非基因改造黃豆原料」。

但如果一瓶黑豆豆漿的成分上標明使用「非基因改造黑豆」，則違反規定，因為目前全球還沒有基因改造黑豆的種植與流通商品。

基因改造食品標示作伙來瞭改 基因改造食品篇

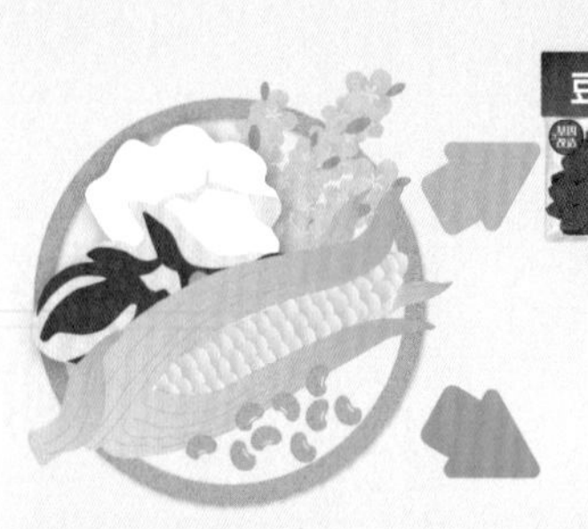

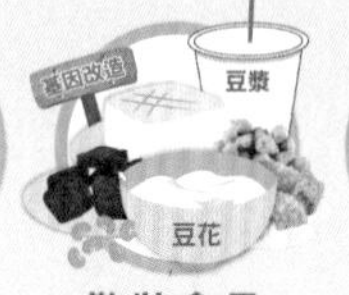

包裝食品　散裝食品　食品添加物

只要有使用基因改造食品原料，就應標示「基因改造」或「含基因改造」字樣！ 註：字體大小不得小於2mm，並應與他文字明顯區分
散裝食品倘使用標籤以外之標示方式，字體大小不得小於2cm

目前取得我國基因改造食品原料查驗登記許可流通之基因改造食品項目有：
黃豆、玉米、棉花、油菜

高層次加工品

應標示「基因改造」或「本產品為基因改造OO加工製成，但已不含基因改造成分」等字樣。

衛生福利部食品藥物管理署

基因改造食品標示作伙來瞭改 非基因改造食品篇

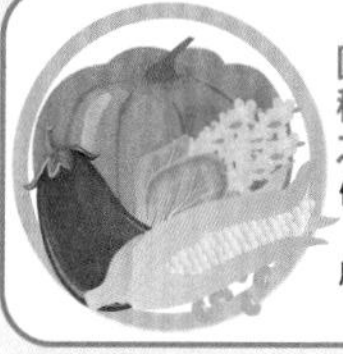

國際上已審核通過可種植或作為食品原料之基因改造食品原料
包含：黃豆、玉米、棉花、油菜、甜菜、苜蓿、木瓜、南瓜、茄子

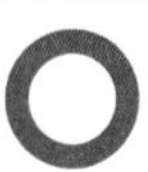

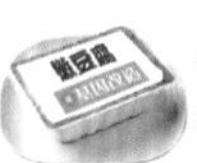

非基因改造黃豆可自願標示「非基因改造」or「不是基因改造」字樣。

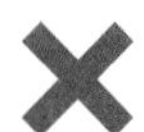

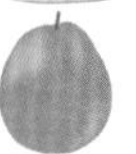

目前國際上並沒有基因改造芭樂，因此芭樂不能標示「非基因改造」or「不是基因改造」字樣。

非基因改造食品原料

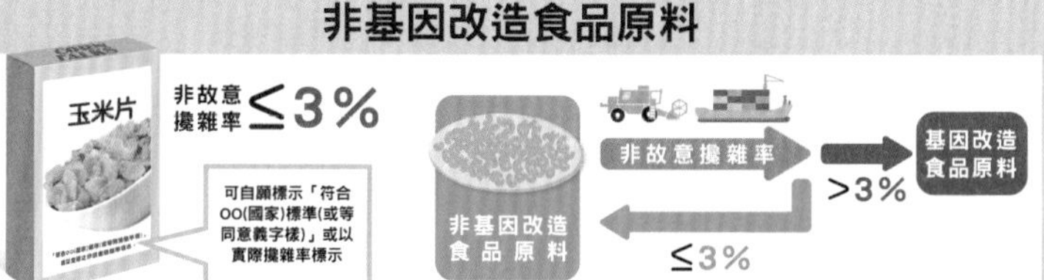

註：非故意攙雜率，是指「非」基因改造食品原料，可能因非故意、偶發性且無法預防之因素，如：採收、儲運等，而攙雜到基因改造食品原料。

衛生福利部食品藥物管理署

ⓘ 圖片提供：衛生福利部食品藥物管理署

03

亡羊補牢的餐廳基因改造食品標示

標示範圍不明確

二〇一五年七月基因改造食品標示新制才上路不多久，消費者和媒體披露知名餐廳提供的基因改造腐皮捲卻未標示，經報導後引發後續討論，民眾質疑台灣外食人口眾多，許多人甚至一天三餐都在小攤販或餐館解決，餐廳場所未第一時間納入基因改造食品標示規範對象之中，簡直讓人匪夷所思。

新聞報導隔日，食品藥物管理署食品組科長李婉媜隨即出面澄清，表示已有計畫在年底將餐廳及小吃攤列入強制標示規範。原來在二〇一五年五月二十九日標示新制預告的同一天，食藥署同時也公告一項「預告訂定直接供應飲食場所之食品含基因改造食品原料標示規定」草案。只是好像沒甚麼人知道這項新草案，等到知名星級餐廳的基因改造腐皮捲事件之後，大眾才發現餐廳、學校團膳等場所，並未同步納入基因改造食品標示新制的規範對象。而三十天預告期已屆滿，遲

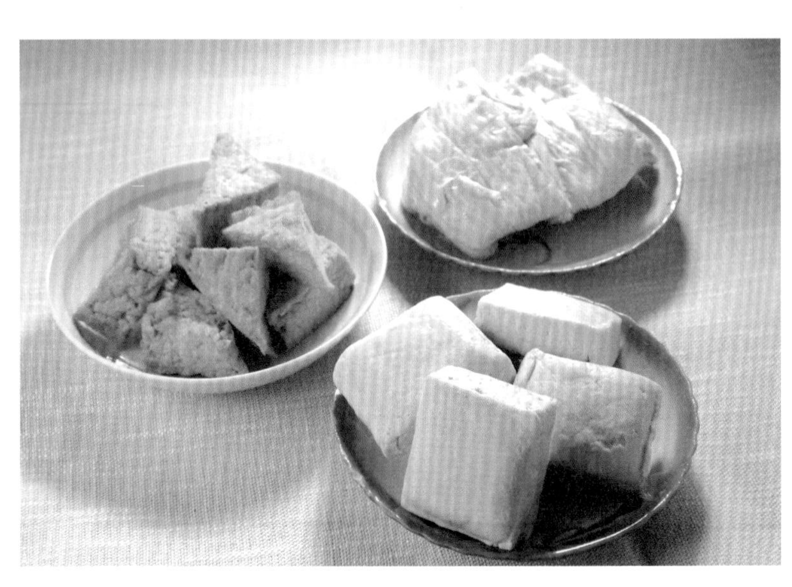

遲未公告進一步的確切實施進程，直到媒體炒熱而引起民眾反彈後才急忙宣布。

半個月後的八月十一日，食品藥物管理署正式公告「直接供應飲食場所之食品含基因改造食品原料標示規定」及其適用食品品項，並自二〇一五年十二月三十一日起生效。但是仔細研究規定的內容，在適用食品品項，卻僅納入「農產品型態之基因改造食品原料，或該等原料經過簡單之切割、研磨」以及「豆漿、豆腐、豆花、豆干、豆皮、大豆蛋白製得之素肉產品」兩大類。

意思指的是什麼？例如今天中午到餐廳點了一碗味噌豆腐湯和涼拌干絲，依照公告適用食品品項，如果豆腐、干絲使用基因改造食品原料，就必須強制標示。但是味噌呢？並不在公告適用的範圍，所以就由餐廳店家自願標示，並不需要告訴消費者湯裡用的是否為基因改造味噌。

再舉一個例子。如果與朋友聚餐選擇墨西哥風味料理，點了玉米餅、田園沙拉和玉米濃湯。沙拉和濃湯裡的玉米粒是基因改造玉米，菜單上或其他明顯的地方需要強制標示，但是玉米餅卻不用。此外，可能會吃到的沙拉油、芥花油、玉米油或棉籽油，當然也不在餐廳強制標示的範圍之中。

為什麼有這麼混亂的標示規定？目前為止也還沒得到答案。

04

基因改造食品標示別再傻傻分不清

購買食品時，先看懂標籤

標示新制規定「只要含基因改造食品原料必須強制標示」，但是非基因改造食品則是採取由廠商自願標示的原則。

二〇一五年年底新制全面落實之後，消費者在超商買到一瓶豆漿，它的成分標示中僅寫「黃豆」，卻無任何關於基因改造的說明，那麼消費者可以推斷這瓶豆漿採用非基因改造黃豆製成。因為廠商如果使用基因改造黃豆來製作，需要標示；但使用非基因改造黃豆當原料，則可自由採用不標示或於包裝上註明「非基因改造」這兩個選項。

不過違反規範的事件也屢見不鮮。依照衛生福利部公告的「一〇三年台灣包裝食品含基因改造食品原料標示調查結果」，將常見基因改造食品標示不正確之型態分為「標示誤導」、「應標示而未標示」、「標示錯誤」及「標示不完全正確」等四種。

標示誤導

規定：包裝食品原料非存在國際上已審核通過可種植或作為食品原料使用之基因改造原料，而標示「非基因改造」、「不是基因改造」或「基因改造」字樣者。

案例：

1

芒果果汁飲料
每瓶 3.78 公升
- 使用非基因改造芒果製成
- 全天然且無色素與防腐劑
- 無添加果糖呈現芒果原始味
- 打開後請放置於冰箱冷藏

說明：目前台灣允許進口之基因改造食品原料只有玉米、黃豆、棉花及油菜等四項，除此之外都不需要太過擔心。全球至今尚未有基因改造芒果商業化上市，當然台灣也不會進口，所以根本不會有「非基因改造芒果」品項，故此食品標示明顯有誤導消費者之嫌。

由於該項芒果果汁飲料為進口商品，我們從網路販售通路上查詢這項商品，看到原外包裝上標示的相關內容為：「Mango Nectar is a juice beverage that is free of

2

- Made with Alphonso Mango
- Excellent Source of Vitamins A & C
- No High Fructose Corn Syrup
- No Colors Added, No Preservatives
- Very Low Sodium, GMO Free

carbonation. No high fructose corn syrup, no preservatives, no colors added, very low sodium and is GMO Free.（芒果飲料為一果汁飲品，不含碳酸成分。無高果糖玉米糖漿、不含防腐劑、無色素添加、低鈉且非基因改造）」

由此可知，原產品根本與基因改造或非基因改造芒果扯不上關係，而是芒果以外的成分中，不添加由基因改造玉米所製成的高果糖玉米糖漿或其他基因改造作物來源。推測在賣場上中文標示部分，應當是進口商、賣場通路由於對基因改造標示與非基因改造原料的相關知識了解不夠，在翻譯成分內容時所出的差錯。

圖1／校園午餐搞非基行動團隊提供。
圖2／圖片來源 www.samsclub.com/sams/mango-nectar-128-oz/prod7570030.ip。

標示錯誤

規定：產品包裝上具「非基因改造」或「不是基因改造」字樣者，但經檢驗屬基因改造食品者。

案例：（此為解說示意圖，非指此項商品）

說明：由於此項豆腐商品標示使用非基因改造黃豆為原料，若經檢驗後發現該黃豆成分為基因改造品項者，即屬標示錯誤的範圍。

1

圖1／校園午餐搞非基行動團隊提供。

應標示而未標示

規定：產品包裝上不具「非基因改造」、「不是基因改造」或「基因改造」字樣者，但經檢驗屬基因改造食品者。

案例：（此為解說示意圖，非指此項商品）

2

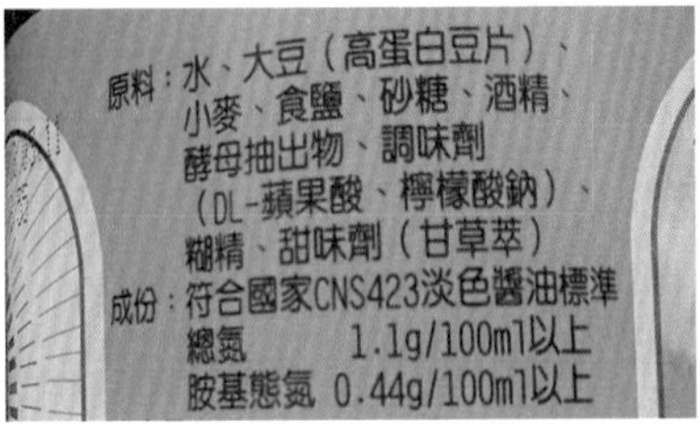

原料：水、大豆（高蛋白豆片）、
小麥、食鹽、砂糖、酒精、
酵母抽出物、調味劑
（DL-蘋果酸、檸檬酸鈉）、
糊精、甜味劑（甘草萃）
成份：符合國家CNS423淡色醬油標準
總氮 1.1g/100ml以上
胺基態氮 0.44g/100ml以上

圖2／校園午餐搞非基行動團隊提供。

說明：基因改造食品標示制度是針對含有基因改造食品原料的產品必須強制標示為「基改」或「基因改造」，而「非基因改造」是屬於自願標示。意思就是如果使用非基因改造食品原料的產品，可以選擇標示或不標示為「非基因改造」。因此像這一罐醬油商品，完全沒有任何基因改造標示字樣，代表它是屬於非基因改造食品。若經檢驗發現此項商品中含有基因改造成份原料，就屬於「應標示而未標示」的範圍。

標示不完全正確

規定：產品包裝上標示非規定用字並與事實不符、具有優劣比較意涵或一般口語化字樣者，常見情況與事實不符之標示如「非基因黃豆」、「非基因玉米」等（黃豆與玉米皆具有基因）、具有優劣比較字眼如「非基因改良」、口語化標示如「非轉換基因」、「非基因重組」等。

案例：

說明：因為黃豆具有基因（DNA），所以不能寫成「非基因黃豆」，正確寫法應該為「非基改黃豆」或「非基因改造黃豆」（圖1）。基因改造並不一定改良，也有可能改劣，所以「非基因改造黃豆」才是正確標示（圖2）。

圖1、圖2／校園午餐搞非基行動團隊提供。

品名:非基因黃豆
成分:非基因黃豆
重量:450公克
包裝日期: 2015/03/09
保存期限: 2016/03/07
產地:加拿大
1

豆漿
超濃
黃豆無基因改良
2

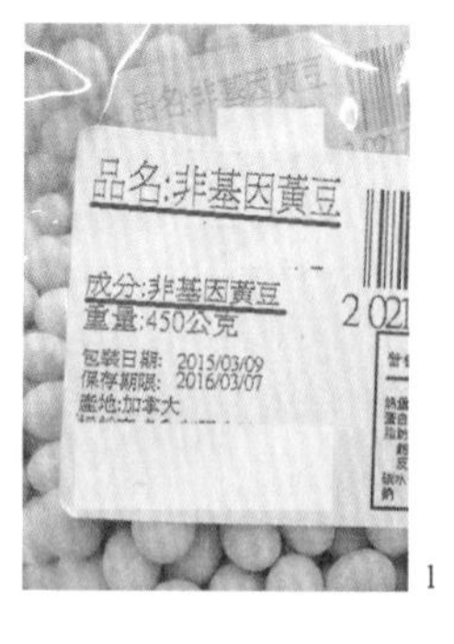

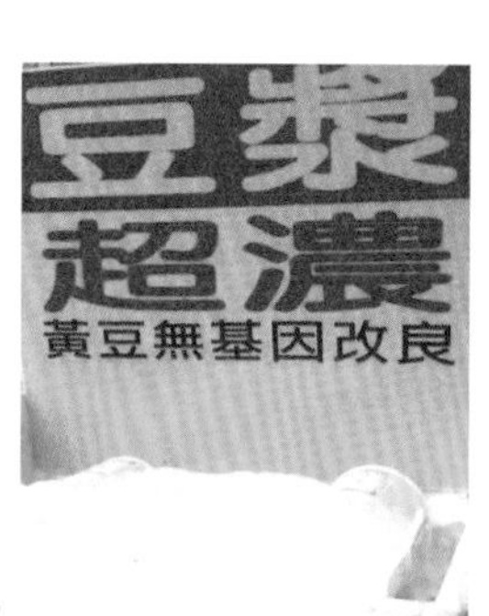

05

基因改造食品標示制度的國際情況

我國標示規範較全面

依據「JUST LABEL IT」這個民間組織公布的資料來看，目前全球有六十四個國家要求基因改造食品標示。

食品藥物管理署表示，相較於亞洲其他國家，台灣的基因改造食品標示新制較為嚴格。

從彙整資料中看來，我國標示規範擴及散裝、高層次加工品等範圍，確實較全面。不過，台灣人民攝食黃豆等基因改造食品的頻率和數量，遠高於飲食習慣相當的日、韓等國，這項事實也應納入法令規範的考量。

JUST LABEL IT 公布食品規定標示基因改造的 64 國

Australia 澳大利亞	Austria 奧地利	Belarus 白俄羅斯	Belgium 比利時
Bolivia 玻利維亞	Brazil 巴西	Bulgaria 保加利亞	Bosnia and Herzegovina 波士尼亞與赫塞哥維納
Cameroon 喀麥隆	China 中國	Croatia 克羅埃西亞	Cyprus 賽普勒斯
Czech Republic 捷克共和國	Denmark 丹麥	Ecuador 厄瓜多	El Salvador 薩爾瓦多
Estonia 愛沙尼亞	Ethiopia 衣索匹亞	Finland 芬蘭	France 法國
Germany 德國	Greece 希臘	Hungary 匈牙利	Iceland 冰島
India 印度	Indonesia 印度尼西亞	Ireland 愛爾蘭	Italy 義大利
Japan 日本	Jordan 約旦	Kazakhstan 哈薩克	Kenya 肯亞

Latvia 拉脫維亞	Lithuania 立陶宛	Luxembourg 盧森堡	Malaysia 馬來西亞
Mali 馬利共和國	Malta 馬爾他	Mauritius 模里西斯	Netherlands 荷蘭
New Zealand 紐西蘭	Norway 挪威	Peru 祕魯	Poland 波蘭
Portugal 葡萄牙	Romania 羅馬尼亞	Russia 俄羅斯	Saudi Arabia 沙烏地阿拉伯
Senegal 塞內加爾	Slovakia 斯洛伐克	Slovenia 斯洛維尼亞	South Africa 南非
South Korea 韓國	Spain 西班牙	Sri Lanka 斯里蘭卡	Sweden 瑞典
Switzerland 瑞士	Taiwan 台灣	Thailand 泰國	Tunisia 突尼西亞
Turkey 土耳其	Ukraine 烏克蘭	United Kingdom 英國	Vietnam 越南

各國基因改造食品標示規範彙整表

國家	非故意雜率	原料	初級加工品	高層次加工品	食品添加物	散裝食品
美國	未規定	自願	自願	免標	免標	免標
加拿大	未規定	自願	自願	免標	免標	免標
香港	5%	自願	自願	免標	免標	免標
紐澳	1%	強制	強制	免標	免標	免標
日本	5%	強制	強制	免標	免標	免標
韓國	3%	強制	強制	免標	免標	免標
台灣	新制：3%	強制	強制	新制：強制	新制：強制	新制：強制
歐盟	0.90%	強制	強制	強制	強制	強制
中國	未規定	強制	強制	強制	強制	強制

ⓘ 資料來源：衛福部食藥署會議資料（2015 年 4 月 14 日）

06

遠離基因改造食品風險的五個提醒

記住關鍵重點，飲食不疑惑

提醒一：吃台灣在地就沒錯

台灣尚未核准種植基因改造作物，因此只要是台灣這塊土地上出產的農作物，都是非基因改造！

提醒二：有機一定是非基因改造

有機農產品及加工品的法令規範中，不得使用任何基因改造之種子及種苗，所以選購有機認證的食品，就不用擔心基因改造的問題。

提醒三：詳讀食品標示

二〇一六年起，絕大多數食品中含有基因改造食品原料就須強制標示，花一點時間詳讀食品標示，可提供消費者做出正確選擇的參考。

提醒四：留意黃豆、玉米、棉花與油菜四項食品原料與添加物

目前台灣僅允許黃豆、玉米、棉花與油菜四項基因改造食品原料進口，與這四項原料有關的食品，需要特別留意成分標示，是否有註明「基因改造」或「非基因改造」字樣。

提醒五：遠離加工製品

黃豆、玉米、棉花與油菜等基因改造食品原料常以添加物成分出現於加工製品，例如泡麵中的大豆卵磷脂、可樂裡的高果糖玉米糖漿、或是餅乾中的芥花油等等。因此，盡量減少食用加工製品，多吃保持作物型態的食物等，絕對是遠離基因改造食品風險的良方。

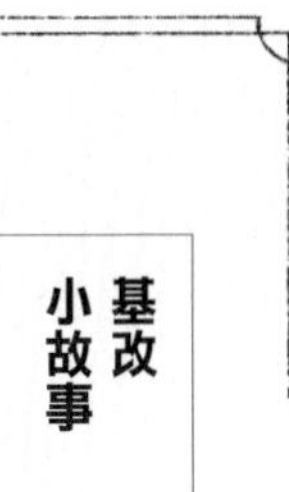

基改小故事

台灣基因改造食品標示新制攻防戰

二〇一四年二月六日，《食品安全衛生管理法》及增修條文由總統正式公布通過，不同於舊法中針對基因改造食品沒有專責條文管理，新法中明定「基因改造」定義、授權公告應標示含基因改造原料之規定、需取得查驗登記許可、輸入業者應建立追蹤追溯系統，以及應保存產品相關紀錄五年，台灣對於基因改造食品議題自此向前邁出一大步。

此外，附帶決議中要求主管機關應維護國民健康安全與知情權利，將非基因改造食品原料之非故意摻雜率，從 5 %下修至等同於歐盟標準的 0.9 %。

政府守護食安的信心口號猶言在耳，豈料農曆年過後，事情便起了變化。

孟山都高層來台 標示政策大轉彎

二〇一四年四月中旬，美國孟山都公司全球法規副總裁傑瑞耶利（Jerry Hjelle）以國際生命科學會（International Life Sciences Institute Taiwan, ILSI）總會會長身分來台參與ILSI台灣分會的年會，同時拜訪衛生福利部，針對台灣《食品安全衛生管理法》施行細則及基因改造食品標示提出建議。

孟山都高層剛走，衛生福利部隨即於四月二十九日召開「含基因改造原料食品之標示」專家會議，邀集食品科學、食品追溯、毒理學、生化學等各方學者，董氏基金會、主婦聯盟基金會、消費品質文教基金會等消保團體代表，以及食用油品、食品加工業、食品進出口等公（協）會代表，共同得出以下結論：

1. 非故意摻雜容許量由現行5％下修至3％，可由二〇一六年一月一日施行，後續再依施行結果、追蹤追溯系統與檢驗系統等配套措施，以及原料供應量情形，通盤評估是否繼續下修至0.9％。

2. 高層次加工品（如食用油），因已不含轉殖基因片段或蛋白質，故維持現行規定得免標示。

3. 基因改造食品添加物可比照食品之標示原則，非故意摻雜容許量為3％，不含轉殖基因片段或蛋白質者，得免標示。

4. 散裝基因改造食品因販賣業者涵蓋範圍廣泛，可採取分階段強制標示，並給予業者較適當之緩衝期，優先施行對象為已辦理公司登記或商業登記且販賣農產品或原料之食品業者。

然而，會議結論第一項「非故意摻雜容許量下修至3％」，就已經違反兩個月前《食品安全衛生管理法》由總統公告通過的0.9％附帶決議。

立委與民間反彈　政府卻登廣告替基因改造食品安全背書

台灣無基改推動聯盟成員隨即於媒體發表投書《別棄守0.9％的基改標示承諾》一文，呼籲衛福部應堅守台灣人民的健康安全防線，切莫屈服於美、加等跨國財團企業的壓力，破壞《食品安全衛生管理法》好不容易得來的修法成果。

同時參與會議的主婦聯盟基金會亦發表聲明，提出「標示容許量應相對嚴格」、「未來高層次加工品亦需強制標示」、「盡速訂定實施基改食品相關追溯或追蹤系統」與「即刻落實校園團膳中基改食品的標示」等四項要求。

二〇一四年六月四日，立法委員田秋堇、台灣大學郭華仁教授及台灣無基改推動聯盟於立法院召開「基改食品這麼好 為何怕標示」記者會，質疑衛福部在跨國基改食品大廠孟山都公司副總裁傑瑞耶利拜會後，竟於四月二十九日的專家會議中推翻總統公告的決議。基於消費者知的權利與資訊透明的原則，基因改造食品應強制標示，尤其國人有大量食用黃豆製品的習慣，本來就應特別謹慎。

二〇一四年六月十八日，食品藥物管理署花費公帑於聯合報上刊登《舌尖上的科學：基改食品致癌？證據不足！》半版廣告，內容以科學家、食品業者及食藥物署署長三位人士言論，驟下結論宣稱基因改造食品安全無虞，說服台灣民眾接受。

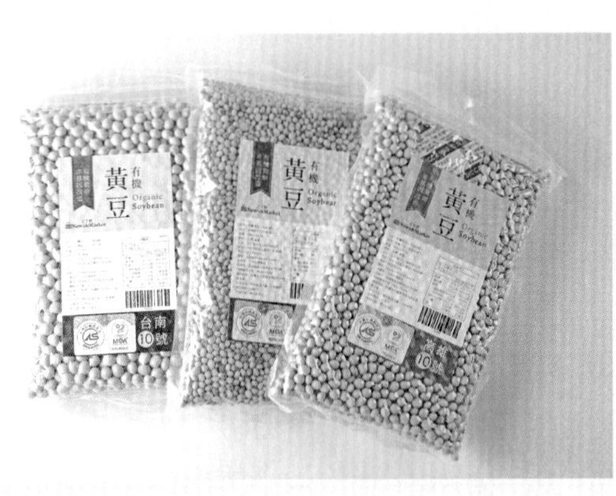

新制規定內容與施行日期一變再變

二〇一四年六月二十日，就在廣告刊登二天之後，衛生福利部第一次公告《包裝食品、散裝食品、食品添加物含基因改造食品原料標示應遵行事項》等三草案，規定「包裝食品」與「食品添加物」於二〇一六年一月一日實施，散裝食品則是由二〇一六年一月一日起分階段實施。

在此草案公告期間，台大農藝系郭華仁教授與民間團體一直要求散裝食品應列為第一波標示對象，因為相較於包裝食品，散裝食品業者只要透過追蹤追溯系統，就能知道所使用的原料是否含有基因改造成分，便可直接進行標示，所耗費的時間與金錢成本最低。

二〇一四年十二月二十二日，衛生福利部二度公告《包裝食品、散裝食品、食品添加物含基因改造食品原料標示應遵行事項》等三草案，「包裝食品」與「食品添加物」維持原定二〇一六年一月一日實施，但散裝食品卻要分三階段拖至二〇一八年才全面施行！

對於這番令人不解的規定，校園午餐搞非基行動團隊陸續於媒體發表《基改食品標示切莫再等三年》與《校園午餐基改食材標明，何時能落實？》等評論，要求食品藥物管理署別再推諉卸責。同時，立法委員田秋堇亦在立法院社福及衛環委員會中，質疑食品藥物管理署延宕基因改造食品標示法令，有護航業者之嫌。

面對批評聲浪，衛生福利部部長蔣丙煌回應，「將研議提前實施，以二〇一五年六月上路為目標。」二〇一五年二月二十六日，《包裝食品、散裝食品、食品添加物含基因改造食品原料標示應遵行事項》等三項草案進行第三次預告，這一次「包裝食品」與「食品添加物」提前至二〇一五年六月一日實施，散裝食品亦分三階段，提前到二〇一六年一月一日全面施行。

當社會大眾都以為這將是最後版本，各家媒體也都不斷地報導，二〇一五年六月一日起基因改造食品標示將有新的變革。

然而，二〇一五年四月十四日及二十一日衛生福利部接連兩周召開「基因改造食品標示修正草案」專家會議，結束後卻遲遲未對外正式宣布會議結論。眼見日期越來越逼近六月一日，基因改造食品標示的具體實施期程到底是何時，沒有人清楚。

直到二〇一五年五月二十日，距離原本預定的六月一日僅剩十天，《包裝食品、散裝食品、食品添加物含基因改造食品原料標示應遵行事項》新制終於正式底定，散裝食品自二〇一五年七月一日起分三階段執行，「包裝食品」與「食品添加物」則延後至二〇一五年十二月三十一日起實施，只要產品中含有基因改造食品原料就須標示，高層次加工品納入標示規範，而非故意摻雜容許量則下修至3%。

從二〇一四年六月二十日算起，這已是第四種政策版本。

新的里程碑

歷經一年半的政策討論與意見折衝，台灣的基因改造食品標示新制終於在二〇一五年七月一日正式上路。

基因改造食品標示知情權的這一小步，來自許多政府官員、業者、立法委員、專家學者、民間倡議團體與廣大消費者長期的不斷努力與投入。

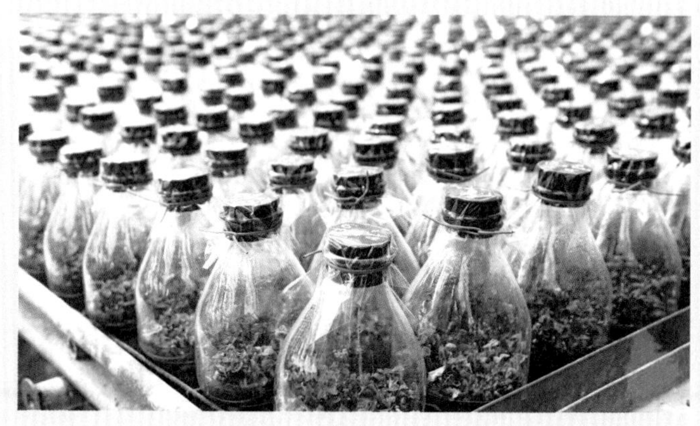

不過標示只是第一步，未來如何加強食品來源追蹤追溯系統的源頭管控、下游食品檢驗等配套措施，才是新制能否落實並發揮效用的重要關鍵。

長路迢迢，需要更多消費者以實際行動支持。

第七章

台灣非基改校園午餐運動，加油！

二〇一五年五月初，「校園午餐搞非基」的社群網站臉書專頁傳來一封夾附照片的訊息，上頭寫著：

「本校為準備一〇四學年度學童營養午餐供餐廠商招標作業。且因應原物料價格上漲，及提升餐點食材品質與安全性等因素，已於四月下旬完成訂餐學生及家長問卷調查。經問卷調查結果，回收比率87.4%，同意提高五十五元的佔89.7%，維持每餐五十元的佔10.3%。經學校營養午餐供應委員會決議每餐以五十五元，食材全面改用非基改玉米、黃豆製品，並減少加工製品使用，作為招標依據。」

五月，正是地方政府和國中小學決定下一學年度校園午餐的相關措施之際，收到這個訊息十分令人振奮。馬上聯絡傳訊息來的家長，詢問是否可以把這張學校通知的照片公開分享時，這位媽媽爽快的回答：「可以的，我就想讓大家打打氣，我們是台北市的學校。」

恰巧就在前一天，台北市某位議員在個人臉書頁面發文，重砲抨擊部分學校把午餐漲價的錢花在非基改、有機這類「高檔東西上，形同幫特定供應商圍事」。他認為大多數家長寧願多顆蛋和多塊肉，更質疑若某些高收入家長在乎有機食物，怎不讓小孩自己帶便當。文末，以尼泊爾沒東西吃的小孩的悲慘處境來比擬，「這簡直是階級高的人在強迫階級低的人。」

隨即，北市府教育局發布新聞稿澄清，標題是「北市學校午餐若有調價 均考量學生需求 尊重家長意見 並落實調價程序」，文中指出各校調漲有一定的程序，非少數家長能把持掌控。目前各校如果調漲，原則包括：增加有機蔬果供應次數、增加食材變化性、減少多重加工製品使用次數、確保食材安全及增加使用非基改產品次數。

從二〇一五年開始，不僅是台北市、新北市，從宜蘭、桃園、新竹縣市、台中、台南，以至高雄、屏東等城市，九月份新學年的校園午餐已然產生許多改變，而非基因改造食材絕對是其中非常重要的環節。

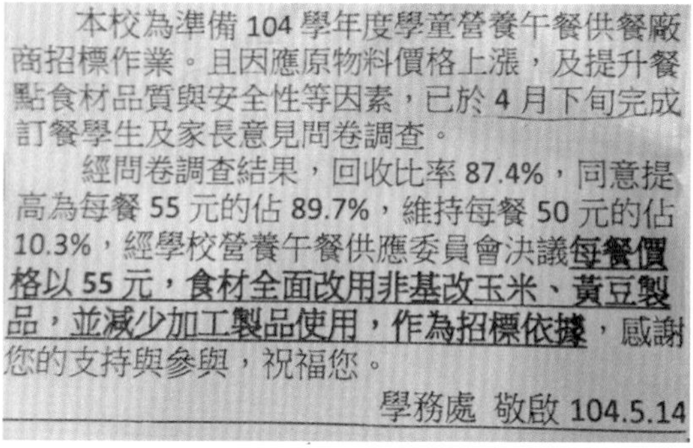

本校為準備 104 學年度學童營養午餐供餐廠商招標作業。且因應原物料價格上漲，及提升餐點食材品質與安全性等因素，已於 4 月下旬完成訂餐學生及家長意見問卷調查。

經問卷調查結果，回收比率 87.4%，同意提高為每餐 55 元的佔 89.7%，維持每餐 50 元的佔 10.3%，經學校營養午餐供應委員會決議**每餐價格以 55 元，食材全面改用非基改玉米、黃豆製品，並減少加工製品使用，作為招標依據**，感謝您的支持與參與，祝福您。

學務處 敬啟 104.5.14

新任或連任的地方首長政治人物當然不可能說好，大夥兒同時提出校園午餐的改善方案。轉變絕非憑空得來，歷經不同民間團體與各方志工家長的多年努力，在天時地利人和的機緣之下，終在二〇一五年萌發。

這一章，談談非基改校園午餐行動。也分享各地志工的成功經驗和挑戰，鼓勵有意參與翻轉學校午餐公民行動的家長，馬上可以採取行動。

01

校園午餐菜單透明化行動

要求各校避免使用「基改黃豆及玉米製品」

二〇〇五年，一群志工媽媽們在主婦聯盟環境保護基金會的會議室展開行動。

當時，她們擷取紅極一時的韓劇《大長今》諧音，舉辦「校園裡的大嚐津～校園午餐營養教育座談會」，緊接著於中興大學實驗農場為親子舉辦三天二夜的飲食教育體驗營隊。

後來，她們巡迴全國各縣市舉辦家長關心校園午餐的研習會，訴求「校園午餐公辦公營制度」及「落實《學校衛生法》建立校園營養師專聘制度」，最終獲得教育部回應，承諾依法在高級中等以下學校且班級數四十班以上者，至少設置一位營養師，並於二〇一一年補足全國三百四十八位學校營養師配額。

三年計畫結束之後，這群推動校園午餐運動的基金會志工媽媽認為，接下來更為重要的是親子飲食教育。因此，她們便一同轉向設計親子飲食教育活動，推出了至今看起來還是饒富趣味的課程，例如認識塑化劑事件中大出風頭的色素香料汽水。

這幾年的飲食活動推廣之中，總不免會和參與活動的家長討論學校午餐的種種問題。

「提到學校午餐我就生氣，好多油炸食物。」

「我兒子都跟我說學校午餐超難吃，叫我幫他帶便當，可是我在上班哪還有力氣啊？」

「學校說當月午餐菜單都會公布在網站上，可是我怎麼找都找不到，問了兒子，他說菜單會貼在班級公佈欄，但我還是從來沒看過。」

「我家女兒說，只要提供炸雞，大家都吃得精光，但是若是蔬菜類多一點，廚餘就會變得很多。」

學校營養師漸漸補齊，各校也逐步將每日的午餐資訊放上學校網站，校園午餐緩慢進步，但上述各種抱怨未曾停歇。

其實幾年之內，台灣各地校園午餐運動仍持續多樣型態的發展。綠色陣線協會在新竹縣原住民國小發起有機校園午餐的嘴巴革命；有機校園聯盟在吳柚校長等師長推動下，和興與附近三所國小，達到零廚餘有機午餐的目標；溪州鄉公所在作家吳音寧歸鄉帶領下，推出「托兒所在地食材供應計畫」；宜蘭縣試辦十九間學校的「在地食材供應計畫」；台南市推出首部《台南市學校午餐自治條例》與官方版本的《國民中小學食育教材》；以及新北市率先實施「一週一道有機蔬菜」政策，均引發各方關注。

直到二〇一三年，當時在主婦聯盟基金會擔任工作人員的我，在一次聚會中和這群志工媽媽討論新北市的校園午餐有機餐政策時提到，想了解現況，不妨來研究一下學校午餐的菜單。大夥兒七嘴八舌討論：「我們怎麼收集到全新北市的菜單啊？」「不是說菜單都公布於網站上嗎？去下載就好了呀！」「要不要再加上台北市？」最後，八位志工加上我共九個人，從三月上旬開始花了兩週時間，針對台北市一百五十三所及新北市二百一十三所國民小學，共計三百六十六個學校官方網站中的午餐菜單公布情況進行調查，主要調查的項目為「首頁連結」、「公布菜單」、「列舉食材」及「刊登照片」等四項。

調查結果顯示，在新北市，有三十九所國小完全符合「首頁連結」、「公布菜單」、「列舉食材」及「刊登照片」等四項要求，佔全新北市國小總數的18.3％。反觀首善之都台北市，一百五十三所國小當中，僅有十一所學校符合此四項標準，比例為7.2％。

新北市在四個項目中的資訊透明化表現均優於台北市，不僅在「首頁連結」、「公布菜單」及「刊登照片」這三項中均超過五成，首頁設置校園午餐資訊連結的比率更是接近八成。

台北市及新北市國民小學校園午餐網路資訊透明化調查結果					
縣市	首頁連結	公布菜單	列舉食材	刊登照片	四種均有
台北市 （總數 153 所）	58	73	37	20	11
	37.9%	47.7%	24.2%	13.1%	7.2%
新北市 （總數 213 所）	162	121	63	111	39
	76.1%	56.8%	29.6%	52.1%	18.3%

ⓘ 調查時間：台北市 2013 年 3 月 5 日～ 12 日、新北市 2013 年 3 月 12 日～ 19 日。

ⓘ 調查者：主婦聯盟環境保護基金會。

ⓘ 資料來源：主婦聯盟環境保護基金會官網

此一行動成果雖然未於媒體及家長間引起許多討論，但驀然回顧才發現這一份看似沒有引發關注的調查報告，竟成為接下來午餐運動的關鍵轉捩點。

二〇〇八年，由主婦聯盟環境保護基金會、主婦聯盟生活消費合作社、綠色陣線協會及台大觀點種子網[1]四個組織，共同發起台灣無基改農區運動後，組成「台灣無基改推動聯盟」，持續進行農友、業者與消費者的非基改教育。四、五年之後，聯盟於宣導消費者教育上頗有所進展，但時間一長也遭遇瓶頸，苦思可以引發民眾目光及輿論之議題切點。

正巧，進行校園午餐菜單透明化調查行動之時，發現一個全國普遍存在的現象：每個學校午餐幾乎都有黃豆製品的蹤跡，從豆腐、豆干、豆皮、味噌湯到豆漿，每週少說三道，多至五道。若檢視素食菜單，更加上素肉、素腸等等食材，甚至

1 由台大農藝系郭華仁教授以台大種子研究室為名加入。郭教授於二〇一五年六月退休，以「台大觀點種子網」平台持續倡議和教育的工作。

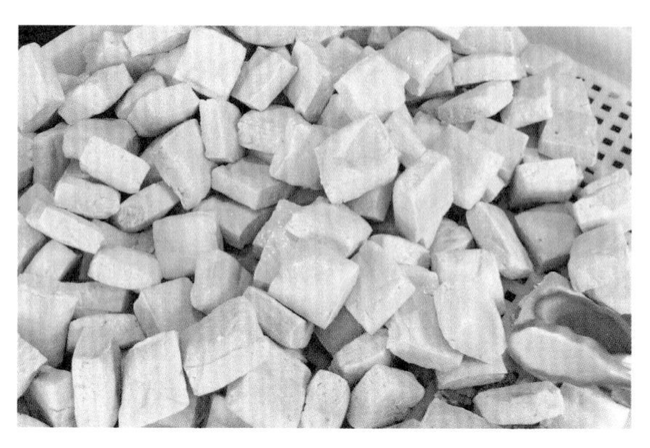

可多達八樣至十二樣，而當時菜色幾乎都是以進口的基因改造黃豆為其食品原料。因此，台灣無基改推動聯盟在五月舉辦「校園午餐要營養不要飼料」記者會中，便以此調查資料中基因改造豆製品氾濫的現象，點出國中、小學童在校午餐大量食用基因改造製品的實例。記者會獲得相當多的媒體報導關注和民眾迴響，教育部甚至還發布公文要求各校避免使用「基改黃豆及玉米製品」，這場記者會亦成為非基改校園午餐行動的濫觴。

02 校園食材登錄平臺 STEP BY STEP

立刻查詢孩子在學校吃什麼菜色

二〇一三年九月，校園午餐菜單透明化調查報告揭露半年之後，台北市率先推出「台北市食材登錄平台」，除了學校午餐之外，甚至包含賣場、連鎖店與夜市。一年之後，二〇一四年教育部推出「食材登錄平臺」，挑選台北市、新北市、桃園市、台中市、台南市、高雄市、雲林縣、宜蘭縣、彰化縣及新竹市等十縣市進行試辦，二〇一五年二月所有縣市全面上線。

所以，現在如果想了解自己家的小朋友在學校都吃些什麼菜色，只要動動手指上網就能查詢，再也不用像兩年之前的我們，一個一個打開每間學校的官方網頁，下載各式各樣的菜單格式，看的兩眼發昏卻不一定能有所獲。

下面一步一步來介紹「校園食材登錄平臺」的使用方式。

查詢教學—校園食材登錄平臺系統

1. 前往校園食材登錄平臺

網址 fatraceschool.moe.gov.tw/Page1/index.aspx

或掃描下方的 QR Code

2. 進入「校園食材登錄平臺」首頁。

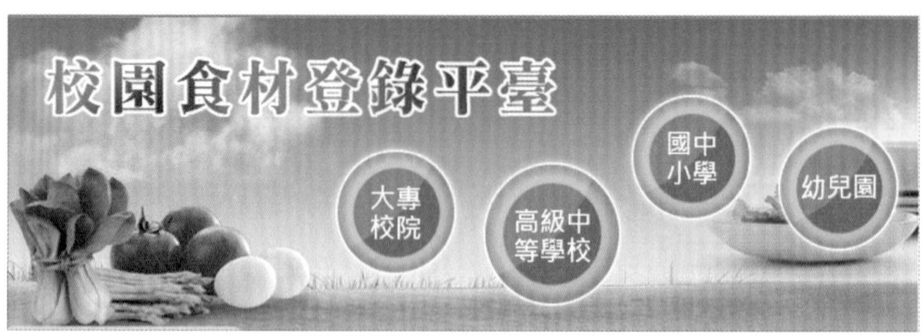

3. 選擇查詢的學校資料。

將游標移至查詢縣市，右側表格上方可選擇學校所在區域。本圖以查詢高雄市左營區勝利國小為例。

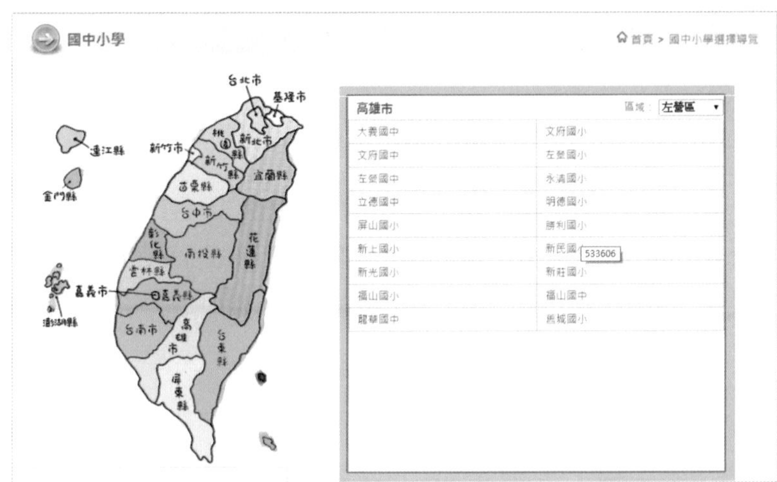

4. 點選供餐業者

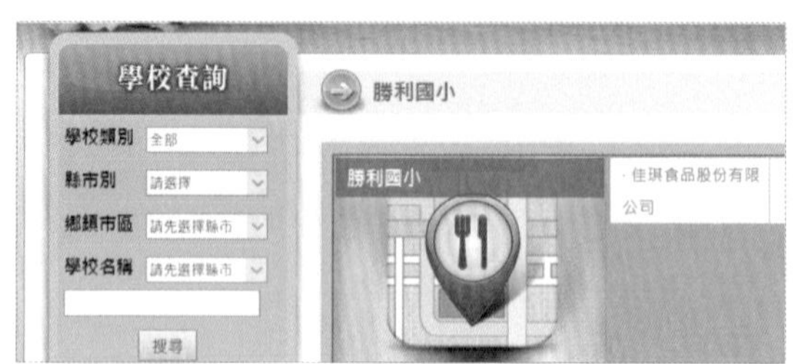

5. 選擇查詢日期，即可檢視所需資料。

以查詢 2015 年 9 月 10 日學校午餐為例，頁面顯示當日午餐菜單。當游標移至圖片，則會顯示「食材資訊」、「供應商」、「食物份數與熱量」等資訊，另外亦可點選查詢當天使用的調味料項目。

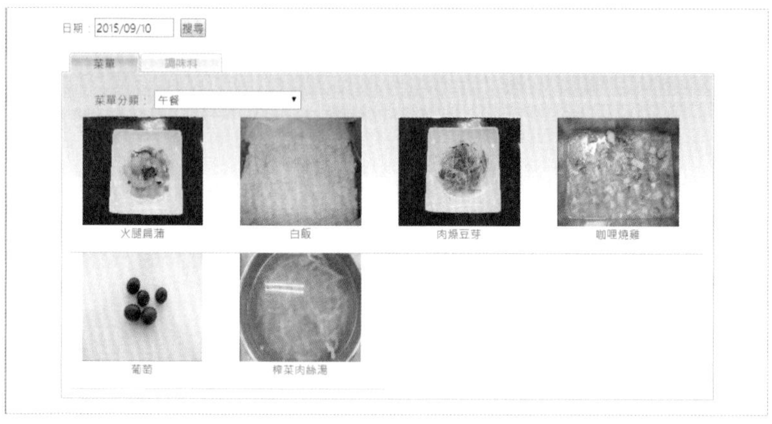

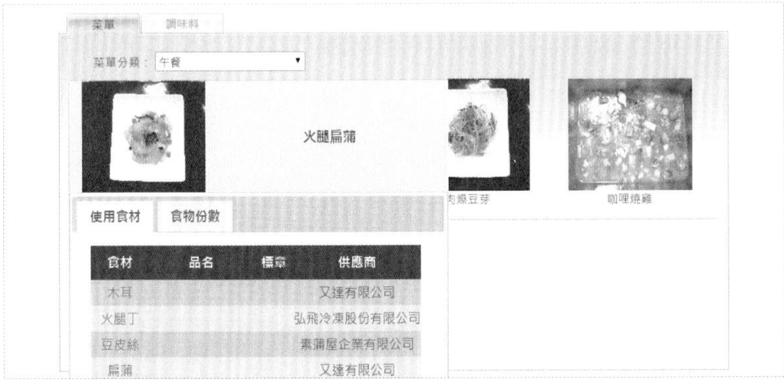

食材	品名	標章	供應商
木耳			又達有限公司
火腿丁			弘飛冷凍股份有限公司
豆皮絲			素蒲屋企業有限公司
扁蒲			又達有限公司

食材	品名	供應商	認證標章
沙拉油			
香油			
香菇素蠔油			
糖			
醬油			
醬油膏			
鹽巴			

校園午餐食材與基因改造食品標示新制——預計於二〇一五年底全面落實

食藥署公告之基因改造食品標示新制於二〇一五年七月一日開始實施，三階段的期程安排至年底擴及散裝食品、食品添加物及包裝食品，八月份亦公告餐廳等直接供應飲食的場所，於年底也納入基因改造標示相關規定的管理範圍。

那麼，校園午餐呢？孩子們的餐點裡有哪些基因改造成分，應該也隨著衛福部食藥署的標示新制，一併公告在全國及各縣市的食品雲資料庫中了吧？進入上述的食材登錄平臺系統查詢，就可以知道師生們今日菜色如何，有無使用基因改造食品了吧？

但現實與期許總有些落差。

中小學各級學校八月三十一日開學，適逢周一，馬上供應午餐。查詢各縣市開學第一、二周的菜單資訊，大部分學校尚未針對基因改造食材進行標示，令人不免納悶，難道學校不在新制規範之中？九月初的媒體報導中，針對學校午餐中的基因改造食材監督，地方議員認為「應該要在食品雲上公布使用基改食品與否」，以把關學童校園飲食安全。但受訪的新北市教育局副局長卻回覆「目前尚無法令可強制要求廠商公布基改食品與否在食品雲上，市府採積極輔導方式。」

然而，食藥署公告之基因改造食品標示新制已上路，餐廳等直接供應飲食的場所標示原則也公告了。中央政府的相關法令在此，為何地方教育主管單位卻表示校園的食材基因改造標示無法可管？我們並不了解。

要回答這個疑問，首先需要了解校園午餐的基因改造食品標示究竟歸誰管？受哪一個法條規範管轄？

相關規定或許多如牛毛，與其自己在電腦前層層推敲，不如直接查詢。暑假期間，為了取得相關資訊，已寄信詢問衛福部與教育部，希望了解校園食材登錄平臺上的食材資訊，究竟何時開始強制標示基因改造。對此，衛福部回函告知「案內所詢之食材登錄平臺，其主管單位為教育部，台端倘有相關問題，請逕洽教育部。」教育部綜合規劃司則答覆表示「本部校園食材登錄平臺已建置基因改造食品欄位，將要求學校及廠商務必登錄標示基因改造之食品及食材。」另收到教育部國教署回函，全文如下：

『依「學校衛生法」第二十三條及「直轄市縣（市）政府及所屬中小學校辦理學校午餐應行注意事項」第五點都有規定，學校供應膳食其食材應優先採用中央農業主管機關認證的在地優良農業產品，以保障校園食品安全。

教育部針對基因改造食品及食材政策之立場，以強調「學生健康為優先」，「注意食品標示，審慎選用食材及食品」為原則。

目前教育部校園食材登錄平臺已建置基因改造食品預設欄位，可供學校及廠商自行選擇登錄標示登錄基因改造食品與食材。

有關是否要求學校強制登錄基因改造食品及食材標示問題，將考量學校人力資源及衛生福利部基因改造食品政策等事項，納入未來研議討論，以兼顧教職員工生之權益。』

從衛福部與教育部的回覆內容中，至少有兩個疑點：

第一，教育部正式回覆函中所謂：「有關是否要求學校強制登錄基因改造食品及食材標示問題，將考量學校人力資源及衛生福利部基因改造食品政策等事項，納入未來研議討論，以兼顧教職員工生之權益。」若單看這段文字中，經衛福部、立法委員、學者專家與民間團體討論制定並公告執行的基因改造食品標示新制，似乎沒有納入學校食材項目。換句話說，一般消費者進餐廳吃飯時，業者必須標示是否採用基因改造食品原料，但是小孩在學校吃中餐，卻無法得知今天吃下肚的是基因改造，還是非基因改造食品？

第二，食材登錄平臺原意就是希望資訊透明公開，而且學校與廠商現在只要透過追蹤追溯系統，就能追查產品是否使用基因改造食品原料。平臺已建置好登錄欄位，登錄基因改造食品資訊用意也完全符合平臺建置目的，軟硬體條件俱足，而開學已經數週，「學校及廠商自行選擇登錄標示基因改造食品與食材」這一點，顯然並未有太多迴響。

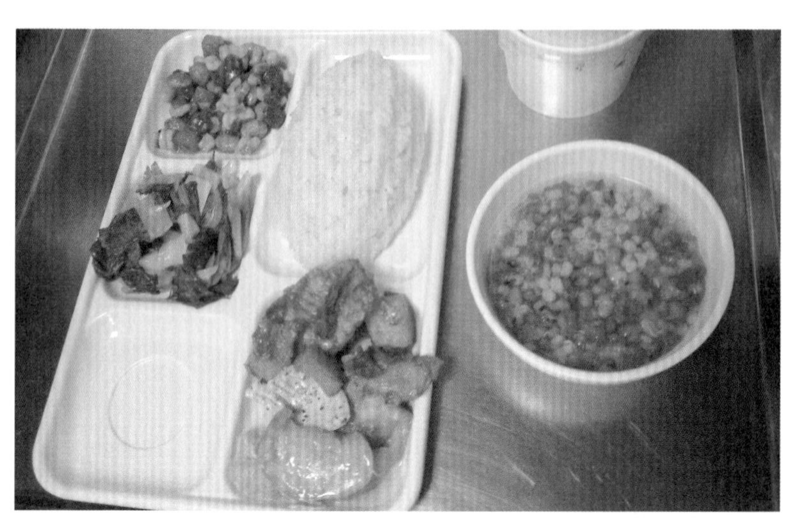

進一步致電教育部詢問期程規劃，總算獲得承辦人員的說明：「目前業者與學校正在試行登錄流程，預計於二〇一五年底全面落實，屆時家長就能於平臺得知食材的基因改造資訊。」

嚴格說起來開學至年底不過四個月的時間，基因改造標示的登錄雖不是什麼急如星火的業務，但從過程看來，學校午餐的食材似乎成為基因改造食品標示新制的漏洞，未來規範、查核、檢驗等相關管理業務能否落實，也有待觀察。

03

校園午餐搞什麼非基？

十九縣市非基改校園午餐政策進度表

在台灣，以關切基因改造議題與推動非基因改造食品的「台灣無基改推動聯盟」，是由舉辦「校園午餐要營養不要飼料」記者會的四個民間團體所組成，自二〇〇八年成立以來，四個團體的代表短則每週、長則二個月召開例行會議，討論運動進行的方向與策略。

二〇一四年六月，就在一場例行性聚會中，提出希望可以從地方層級切入，號召各地有志一同的家長或團體，逐漸減少學校午餐中基因改造黃豆製品的使用量，達到最終讓學校午餐全面提供非基因改造食材的目標。適逢九合一地方公職人員選舉即將展開，趁著選戰的話題效應，或許可從未來將掌握地方預算與政策制定權的候選人著手，藉此翻轉學校午餐現況，加速改變進程。

暑假之後的九月，委由北、中、南各地的幾位志工組成獨立團隊，不動用任何組織經費，全由成員義務參與的情況下，發起「要求九合一地方公職選舉候選人簽署基改食材退出校園午餐承諾書」行動。「校園午餐搞非基」這個名稱，便是三位志工於一次網路視訊會議中腦力激盪的結果。

核心志工分布在北、中、南各地，均以個人工作和家務之餘暇投入，在無任何經費規劃情況下，因應選戰期間的種種變化，彈性獨立又可以互相合作的網路工作模式是基本條件，且考量時間、資源有限的現實，須以最小的槓桿施力點激發最大可能性，有效串連各地有意願的志工和家長力量，以及善用網路媒體力量成為首要考量。

經過一段時間的討論之後，確認行動方針：在台灣無基改推動聯盟原有組織的基礎下，不以傳統的團體串聯號召方式進行，改為透過網路力量公開行動策略，邀請網友一同響應，於是「校園午餐搞非基」社群網站臉書專頁誕生，成為全國行動資訊與成果的匯集平台，正式向候選人提出「承諾當選後將編列預算和行政資源，或確實監督相關行政單位，推動國中小學將使用非基改豆製品食材列為規範，提供給孩子安全無風險的非基改飲食」的訴求。

無獨有偶，一群以新竹地區主婦聯盟生活消費合作社社員為核心的志工夥伴，發起「新竹縣市校園午餐行動」，提出「校園午餐至少一週一次友善耕種餐、採用非基改食品及落實環境教育及食育」等三項目標，成為非常重要的盟友。

十月二日，由台灣無基改推動聯盟具名，集結來自基隆市、新北市、台北市、新竹市、台中市及高雄市等地家長，召開「自己孩子自己救 校園午餐搞非基」記者會，正式公告說帖及承諾書，當天綠黨基隆市議員參選人張明麗成為第一位簽署承諾書之候選人，隨即上傳公開於臉書專頁。

召開記者會後，校園午餐搞非基行動團隊即不斷的透過各種管道，號召候選人表態響應，更獲得來自各地家長的諸多響應。除了社群網站轉貼分享，志工們個別發文到現任縣市長信箱和競選辦公室；有以個人身分直接到競選總部、活動現場遊說候選人；有以組織名義推動地毯式拜會各區候選人要求簽署；甚至還直接藉由影片放映活動參與地方選務工作。其中新竹縣市校園午餐行動和主婦聯盟環境保護基金會台中分會，分別用階段性任務編組和在原有組織架構中號召志工參與等方式動員，在選戰期間，由於兩地組織的積極行動，新竹與台中等地有為數最多的候選人簽署承諾。

截至二〇一四年十一月二十九日投票日為止，六十日內共獲得一百六十六位候選人簽字。選舉結果公布，共有八十一位當選，其中包含六都中的柯文哲、鄭文燦、林佳龍、賴清德及陳菊市長，另有新竹縣市等七位縣市長、四十三位直轄市議員、二十二位縣市議員、兩位鄉鎮市長和兩位市民代表。

在議題繁多紛亂的選戰中，「校園午餐搞非基」訴求能獲得如此迴響與承諾，成果完全超乎之前的想像。

十一月三十日，九合一選舉結束後的隔天，行動團隊在網路媒體「上下游新聞市集」平台發表《今日之後　校園午餐就要開始不一樣了》一文，公布包括十二縣市八十一位地方公職人員簽署非基改校園午餐承諾書的當選人名單，呼籲所有選民共同監督其上任之後是否兌現承諾，獲得三萬多人點閱。而上下游新聞市集亦成為校園午餐搞非基行動的第一個議題專欄，範圍從非基因改造知識、流言破解、新聞識讀、國外案例剖析，到研擬校園午餐行動策略等等。

雖然全國二十二縣市有超過一半的新任首長簽署承諾，但並不代表剩餘的十個縣市沒有簽署的可能性。十二月十日，行動團隊積極發起「非基改校園午餐 給孩子的耶誕禮物」活動，號召網友持續透過臉書留言方式，邀請新北市、宜蘭縣及雲林縣等未簽署承諾的十位縣市長共同實現校園食安願景。

當日旋即收到雲林縣長李進勇的承諾書，之後陸續獲得宜蘭縣長林聰賢、新北市長朱立倫、澎湖縣長陳光復、嘉義縣長張花冠、連江縣長劉增應及金門縣長陳福海的回函，一舉增加七個縣市，合計共十九位縣市長響應推動基改食品退出學童校園午餐，顯見選戰期間的行動策略確實引發地方政治人物的關注，願意正面回應單一而明確的訴求。另一方面，近年來食安問題迭起與基改意識覺醒，優先選擇非基因改造食材已是全民共識，原本不見得認同的政治人物應當也覺察消費者態度，採取順應國際潮流、正確的飲食與環境教育政策。

改善校園午餐，提供國中、小學生非基因改造飲食的前景看似樂觀，然而後續發展還有很長一段路要走。已經有參與家長提出他們的擔心：政治人物選前開的支票，選後跳票可能性很高。有甚麼持續施政追蹤和監督的辦法嗎？

以首善之區台北市為例，基因改造食品退出校園午餐的承諾的確一波多折。

台北市長柯文哲當選後在二〇一五年一月接受媒體訪問時明白表示，「對於非基改校園午餐沒有什麼idea」。三月，裁示委由各校午餐供應委員會討論是否調整餐價，漲幅以十元為限，由家長端自行支付，但清寒弱勢學童則由教育局負擔。如欲調整午餐費用，供餐品質相對需符合增加食材變化性、確保食材安全、增加使用非基改產品、有機蔬果供應次數及減少多重加工製品使用等等原則。

五月，柯市長至議會進行專案報告，面對議員詢問學校午餐中非基因改造食材認證及把關問題時坦承，「目前基改食品對健康影響尚未有明顯證據，且台灣有95%的黃豆為基因改造，無基改好像做不到，要修改政策了。」。

我們分別於三月和五月在平面與電子媒體投書，提醒柯市長首創的北市校園午餐SOP中，幾乎未納入非基因改造食材的推動管理辦法。非基因改造政策沒有配套當然很難落實，至於政策打算修改成甚麼走向，市府團隊應盡快正式公布研議後的結論，讓家長民眾知悉。

雖然，台北市政府副秘書長李文英在全球反孟山都行動現場表示，「柯市長對於午餐推動使用非基改、有機食材的政策是支持的，不過許多議員提出的擔憂也不無道理，市政府會盡快在一個月內舉辦座談會，邀請各方團體就午餐使用非基改食材的政策進行討論。」，不過到了二〇一五年九月新學年開始，仍未見有任何具體動作與實質進展。台北市的發展大抵交由各校自行決定、家長負擔漲價金額等結論。

其他縣市各有不同發展。例如，台中市長林佳龍於三月份，指示台中市府補助市立高中及國中小學每人每餐增加五元，各校於契約內要求廠商提升午餐供應內容，例如有機蔬菜、在地蔬果、非基因改造食材、增加水果供應次數等。此舉讓已凍漲十餘年的台中校園午餐經費一舉解禁。七月份，再與青年農民簽約契作本土非基因改造大豆，提供在地食材給台中學童午餐。

同樣補助經費，桃園市長鄭文燦於四月份市政會議上指示，自二〇一五年九月、一〇四學年度起，實施「學校營養午餐天天安心食材」政策，補助每週每位學生五元的食材費用，每週提供三天有機蔬菜、一天吉園圃及一天非基因改造食材。

二〇一五年一月份，台南市教育局發布公文，要求學校辦理午餐食材採購時應採用非基因改造食品（黃豆及玉米），並於採購契約中規範及請廠商提出檢驗證明。市長賴清德更在接受媒體專訪時公開表示，目前台南市營養午餐採購契約中已經規範黃豆和玉米採取非基因改造食品。

四月份，高雄市府發布新聞稿，說明目前高雄市不使用基因改造黃豆學校數，已由一〇三年度的一百五十三校，增加至一〇四年度的二百五十二校，僅剩七所採取民辦民營的學校尚使用基改黃豆製品，達成率已有97%，並發文要求各校應於學校午餐食材登錄平台上標示是否使用基因改造食材，達成資訊透明和飲食教育目的。

短短的半年間，不論贊成、反對或是觀望，學校午餐中的非基因改造食材，著實引發高度關注。

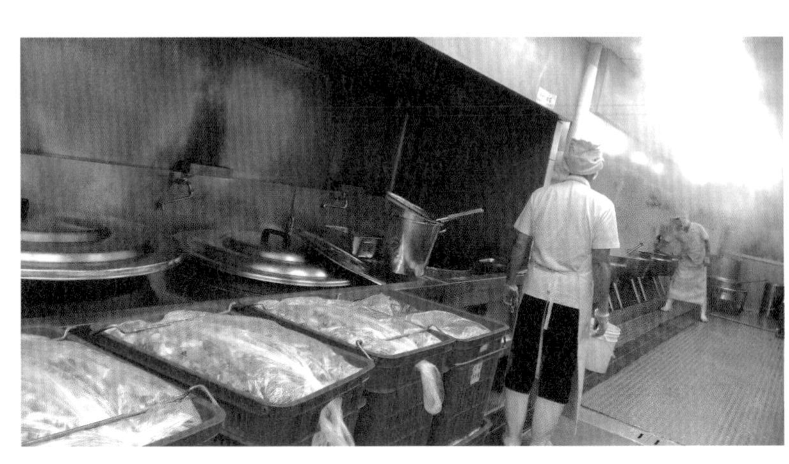

八月十八日，「寫信請問縣市長：九月新學期，校園如何搞非基？」行動展開，號召全國各地家長一起寫信至縣市首長信箱，詢問新學期的非基改校園午餐政策進度。

近一年來的具體進展有賴各地團體與家長的持續努力，慢慢形成一股彼此鼓舞激勵學習的力量。而有幾位家長，為了自己的孩子和別人的孩子的健康，在校園裡努力的成果又是如何？下一節是她們的故事。

十九縣市非基改校園午餐政策進度表

縣市	進度（截至 2015 年 9 月 18 日）
宜蘭縣	104 學年度學校午餐委外辦理採購契約中明定「不得採購『基因改造』之黃豆製品」及違約記點標準
基隆市	鼓勵學校自行試辦，104 學年度將實施試辦之學校為：中正國小、深美國小、西定國小、成功國小、太平國小、華興國小、港西國小及百福國中。另外，本府將請學校調查家長使用非基因改造食品之意願，以作為後續研議辦理之參據。
台北市	鼓勵學校使用非基因改造食品，並將「增加使用非基改產品次數」作為 104 學年度學校午餐調價方案的選項之一，供學校家長參考決定，104 學年度午餐價格調漲學校中，已有 93% 學校合約規範使用非基改食材。
新北市	基於使用者付費原則，採由學校評估家長意願及學生實際需求，決定是否使用非基因改造食材，如學校已取得家長共識使用非基改食材，則由該校逕將禁止使用基改食品條款納入午餐採購契約。此外，本府教育局已於 101 年 3 月 28 日函知各校應慎選午餐食材，避免使用基因改造食品，本市目前己有 60 校全面禁止使用基因改造食材；149 校非全面禁用，但減少使用頻率。
桃園市	104 學年度起推動天天安心食材政策，補助每位學生每人每周新臺幣 5 元 · 學校營養午餐每週供應三天有機蔬菜、一天吉園圃蔬菜、一天非基因改造食材，並請各校於午餐採購契約內容中務必要求食材供應商提供合格之來源及檢驗證明。

縣市	進度（截至 2015 年 9 月 18 日）
新竹市	生鮮玉米是使用本國食材，均為非基因改造；黃豆部分，已有部分學校午餐由素食或環保餐、午餐豆漿等開始使用非基改食材，本府亦將持續鼓勵各校增加使用。
新竹縣	103 年 11 月 6 日府教體字第 1030168182 號函請學校避免使用基因改造食品，優先使用經中央農業主管機關認證之優良農產品。104 年度增加至 49 所學校午餐部分黃豆及玉米製品使用非基因改造食材。
台中市	104 學年度起補助本市立國小以上學校學生午餐每人每餐新臺幣 5 元，以期提升午餐食材或菜色之質與量，並減少使用基改食材。此外，函文鼓勵請本市學校將原使用基改農產品所製成之食材，改使用非基改農產品所製成之食材，且於每週 1 次蔬食日，舉凡豆製品均應使用非基改食材為原則。
南投縣	實施全縣公立國民中小學學生免費午餐政策，每人每月補助 760 元（每餐約 35 元），全面採用非基改食材及供應面是否充足，本府目前仍需再進一步詳細研議及討論。本府數次函請學校慎選午餐食材，避免使用基因改造食品（包括黃豆及玉米），且應優先使用經中央農業主管機關認證之優良農產品。
彰化縣	102 年 5 月 29 日以府教體字第 1020156677 號函請學校慎選午餐食材品質，並請避免使用基因改造食品（包括黃豆及玉米）。104 學年度則提供各校契約範本之評選表明訂廠商採用非基因改良食品（材），可酌予加分。

縣市	**進度**（截至 2015 年 9 月 18 日）
雲林縣	104 年 5 月 18 日函各校配合於午餐契約上納入非基因改造之黃豆及玉米為食材。另考量市場供應非基改玉米及黃豆相關產品品項較少及售價偏高等因素，為減低小校食材採購成本及提高營養午餐供餐品質，本縣已進行鄰近學校以聯合採購方式辦理。
嘉義縣	函請學校慎選午餐食材品質，應優先使用經中央農業主管理機關認證之優良農產品，並請各校隨時參閱食藥局網頁 - 食品藥物消費者知識服務網。
嘉義市	104 年 8 月 19 日府教體字第 1041511607 號函知各校並已要求學校納入合約，為提供衛生安全及營養均衡之餐食，以維護及促進學生健康，避免使用基因改造食品。
台南市	104 年 1 月 21 日函文請學校辦理午餐食材採購時應採用非基因改造食品（黃豆及玉米），並於採購契約中規範及請廠商提出檢驗證明，104 新學年開始仍延續上學年持續辦理。
高雄市	規範學校午餐菜單，不論公告、張貼或提供給家長之紙本菜單，均應註明「基因改造」或「非基因改造」，以落實資訊透明。另本局建置之學校午餐教育資訊網，有關黃豆及其相關製品的規格，均設定為非基因改造；該系統中「基改食材」均設定為『禁用』，經推動本市學校午餐使用非基改黃豆製品學校數由 102 年 129 校（39%）增加到 260 校（78%，104 年 6 月）。

縣市	進度（截至 2015 年 9 月 18 日）
屏東縣	函文學校應將營養午餐菜單標示是否為非基改食品。因教育部並未將非基改食材列為強制項目為與中央法規一致，故本府將非基改食材函文建議學校納入評選項目為加分項目，可增加有資格的廠商參與投標。
澎湖縣	104 學年度本府將持續要求學校落實使用非基因改造食品，並列入午餐訪視項目。
金門縣	目前部分學校於宣導後已開始改用非基改食材，由於金門地區非基改食材取得不易，供膳量較大的學校暫時無法全面使用，將採循序漸進方式，由每週食用 1 次非基改食材，以 2 年為目標逐漸調整為全面使用。
連江縣	發文各國民中小學，宣導並響應此意旨，請各單位落實並選用非基因改造產品做為營養午餐食材。惟本縣食材取得不易，多仰賴台灣空運或海運來馬，在實施上面亦有所不足之處，目前本府教育局還是站在宣導各級學校的立場。

ⓘ 資料來源：校園午餐搞非基（2015 年 9 月 18 日）

04

校園行動者身影

努力改變了全校的午餐內容

「我就是人家在笑的那一種，喊衝啊就第一個衝出去，結果轉頭才發現身後完全沒有人跟上來！」劉慧雯半開玩笑解釋著，她為何會隻身一人挑戰整個學校午餐體制。

高雄市左營區的勝利國小，一個一千六百多人、五十八個班級的中型小學。兩年前，無人聞問學生午餐食材基因改造的問題，頂多只能喝號稱非基因改造的豆漿。現在校園午餐中，有95%的食材屬於非基因改造品項，連素食菜單中常見的素魚排等加工製品，也都改採蒟蒻為原料的食品。重點是，家長並未多花一毛錢。

這一切，都是因為這位傻傻往前衝的媽媽。

「由於我兒子有過敏的症狀，為了他的健康著想，我非常注意日常生活中的飲食，盡量讓他吃有機和友善環境的食物，也慢慢地教他如何學會避開讓自己過敏的食品。兩年前他剛上小學，我正好接觸到學校午餐中的基因改造食品議題，心裡就打定主意，一定要加入家長會，這樣才能影響學校午餐政策。」

一開始就因為沒有經驗而吃了悶虧。她先是選上每班兩名的家長代表，後來請假而缺席第一次的家長代表會議，就在遲遲等待通知進行家長委員選舉時，才被其他代表告知早在第一次的會議上就已選出家長委員。

「我就第一次進到學校，傻傻的什麼也不懂。」

她雖未能進入家長委員會，依舊努力在學校或社區中尋找可以一同合作的夥伴，最後仍是孤掌難鳴。

第二年的九月，她終於得知何時開始選舉了。

那天她站起來發言：「我完全有能力單獨幫自己的兒子準備健康又友善環境的午餐。但是你們只要把票投給我，什麼事都不用做，你家小孩在學校的這一餐，就會跟我兒子吃一樣的食物。」靠著這段政見宣言，讓她得到當屆家長委員的最高票，以常務委員之職，加入學校午餐委員會之中，從調整菜單這件事開始著手。

由於學校午餐採民辦民營，也就是俗稱的團膳，她每個月必須不斷的和廠商營養師溝通菜色，先將常見的豆腐、豆漿及豆干換成非基因改造品項，接著再想辦法替換較難取得的非基因改造豆製品。

「舉例來說，有一道菜是青江菜炒豆皮，我看了一下食材數量，發現豆皮只是配色用的，建議既然不是主食就改換成紅蘿蔔也無妨。而關東煮裡頭的小豆干丁和百頁豆腐，如果很難有非基因改造品項，那就換成白蘿蔔吧。」就是這樣透過每月反覆的溝通與協調，逐漸降低基因改造食品的比例。

不是食品營養本科系出身的她，僅能透過不斷的自我充實基因改造作物與食品的專業知識，努力追蹤學校提供的非基因改造豆製品的原料來源履歷，一次又一次的參與每月午餐菜單審查會議，與廠商營養師溝通如何剔除基因改造豆製品，又要確保孩子營養不致匱乏。從一位完全沒有專業背景的素人母親，變成專業知識與執行經驗俱足的實際行動者。

「不過這一年的改變，還是非常感謝校長和家長會長的支持。現在學校有些志工家長看到我就會說，原來妳就是那個非基改的媽媽喔。」慧雯大笑著說。

暑假過後的新學期，她希望能透過問卷方式推動調整午餐費用，改變校園午餐中最後5%的基因改造食品，包含豆皮、豆包、小豆干丁以及醬料。

一位孤鳥媽媽，就這樣花了兩年時間改變了全校的午餐內容。

勇於爭取終將有開花結果的一日——非基改午餐不一定會花很多錢

「其實我當時主要是因為工作業務上需要瞭解學校午餐情況，加上我們全家初到台中，所以算是半工作半私人因素，才開始加入家長會關心的午餐問題。」台中市中正國小家長許心欣不太好意思的談起最初動機。

三年多前，她舉家搬到台中，職場生涯轉變為主婦聯盟基金會台中分會的工作人員。二〇一三年五月份，由於台灣無基改推動聯盟召開記者會，揭露台灣進口九成以上飼料級黃豆的真相，並提出飼料級基因改造豆製品退出校園午餐的訴求，引發台灣各界高度關注。因此，她在六月參加兒女學校期末午餐會議時，以列席身分發言，建議校方在遴選新學年的廠商時，能要求使用非基因改造豆製品。但當時校長明確表示，因非基因改造食品較貴，而且無法以此限制招標，加上台中午餐價格已凍漲十多年，所以施行上相當困難。

軟釘子讓心欣有點灰心，校長已經清楚表達窒礙難行，似乎強加爭取也難見任何成效。之後，她因故未參與下一學年的家長會，直至隔年四月與學校營養師連絡才發現，學校已經開始自行抽驗食材，也要求廠商在每週一次的蔬食日提供非基因改造豆製品，在不調漲午餐費用的前提下，由廠商調配食材費用或自行吸收的方式處理。

「沒想到，校方後來用這樣的折衷變通方式，回應及採納了一個非午餐委員的建議。當時才覺得有點釋懷，也開始對校長有所改觀。這樣的改變，讓我在之後的午餐食安會議或是校園午餐搞非基行動經驗的分享，都會提到學校的正面回應與作法。」

二〇一四年新學期伊始，因結識同校注重食安的家長，她再次擔任家長代表，並於代表大會上感謝校方於蔬食日採用非基因改造黃豆製品。她接著提出基隆市復興國小家長會募款籌措費用讓校園午餐全面非基改的例子，建議家長會可善加運用捐款，將所有黃豆製品全都替換成為非基因改造品項。

她抱著姑且一試的心態發言，沒料到這項提議獲得新任家長會長的支持，並於常務委員會議中通過校方編列每月八千元的非基因改造食品預算，一學年九個月共七萬二千元的經費補助，此款項不僅列為專款專用，更是優先執行的項目。

「現在我們學校的葷食菜單已經全面改用非基因改造黃豆製品，而素食品項也多是非基改食材，僅剩少數如素雞等食品。市面上極少非基因改造選項，則還在努力當中。」

訝異的是，這樣的轉變並非預期那般昂貴，目前這筆補助經費已經過了一學年都還有剩，所以學校這學期不必再用家長會捐款補助價差，可用上學年的結餘。再加上二〇一五年新學年台中市府補助每人每天五元的午餐經費，學校就更有餘裕能提供安心健康的食材。

「誰說非基改午餐一定會花很多錢？只要事先盤點食材成本，計算出全面替換所需的經費，再加上調整菜單內容，這完全是可以做到的事。」許心欣自信滿滿的說道。

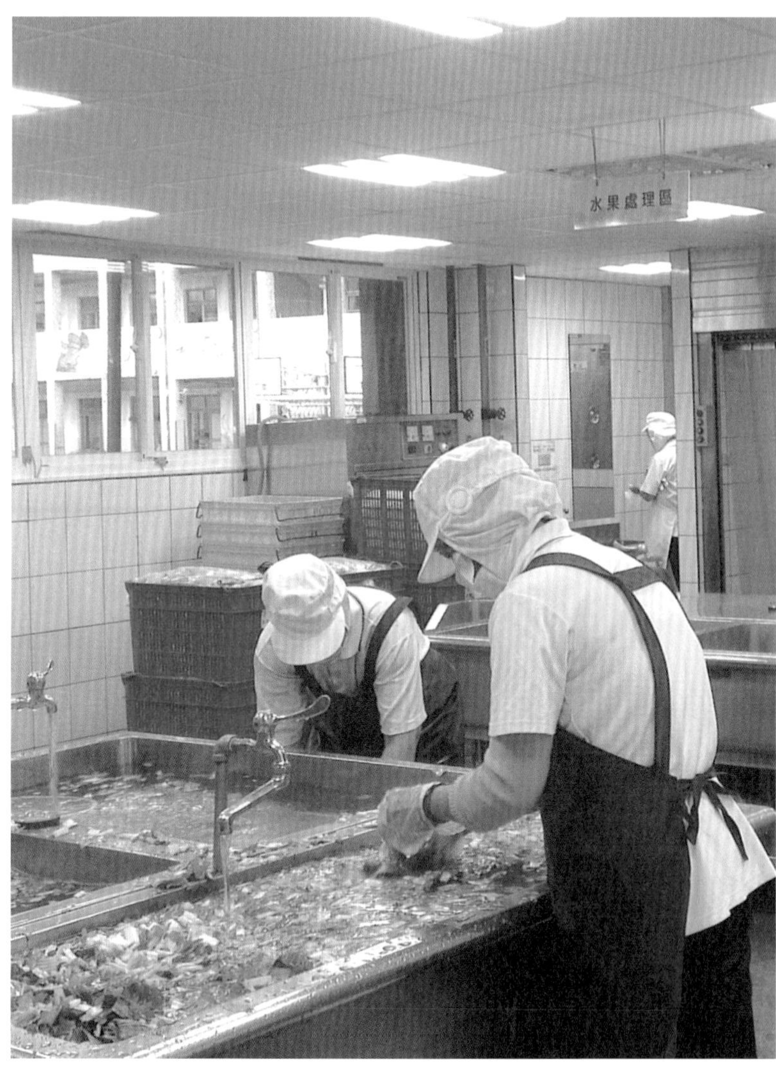
水果處理區

門縫裏，一根黃豆芽的改變——有健康的孩子才有希望

住在北市與新北交界處的「芽菜媽媽」很不好意思的解釋，為了想保留生活與心理上的自在，書裡別寫出她的姓名，但這個故事很實在、分享也很真心。

從老大進入小學到現在已成國中生，她與孩子們共同展開的學校「營養午餐之旅」有六、七年。一直等到老三進了幼稚園，身為家庭主婦的芽菜媽媽總算早上有點餘暇幫孩子做便當，加上與先生到山上參與實驗農園種的菜也有了收成，小朋友們的午餐才從團膳打菜改為媽媽飯盒。

芽菜媽媽用一向低調務實但熱血的態度說：「最符合經濟效益的做法其實是營養午餐。」她認為以目前的管理情況和要求，團膳辦餐的衛生條件已經不錯，如果能改變基改食材來源與添加物的問題，校園午餐對多數家長來說當然是個好選擇。現在她有條件可以幫自己的孩子帶便當，「但是持續參與關心學校午餐，希望整體學校飲食教育能夠更好，更希望孩子的同學們也能吃到真正健康、安心的營養午餐。」

二〇一二年，芽菜媽媽參加《欺騙的種子》一書作者Jeffrey Smith來台的演講，這場由主婦聯盟舉辦的演講活動，讓她決心採取行動。當天帶著不耐久坐的幼子同去，為避免吵到他人，必須在場外陪她玩而離開了會場，無奈又懊惱的她發現演講廳有一扇門開了個縫，她一邊顧著孩子，一邊從門縫中聽演講內容。看到Jeffrey Smith展示小老鼠吃基因改造玉米得腫瘤的照片，當時驚覺問題實在嚴重，而且早在主婦聯盟合作社的共學活動中受到鼓勵，開始思考並參與家長會來關心小朋友在校的飲食，希望對小學午餐團膳多了解，抱著學習的決心向孩子導師表達進入學校家長會的意願，看看可以做些甚麼。

成功參加家長會，芽菜媽媽當然自動請纓加入了營養午餐委員會。

一開始她就打定主意：「我想關心營養午餐，想把基改趕出校園！」，她設定了營養午餐委員會裡首要關心和用力推動的目標是非基改。當然國中小營養午餐牽涉很廣，問題也不少，但其他食材來源和添加物等等就先不提，一步一步來，首先專注改變基因改造食品充斥的現況。

孩子的學校附近國、中、小學共六校組成一個公辦民營的供餐群組，在其中一所學校設置中央廚房，由得標的團膳業者承攬，廠商聘請營養師和廚工，每天煮好的飯菜由司機先生開著專車送到各校學童老師手上。供餐量有數千人的規模。

剛加入營養午餐委員會時，她盡量出席每一場由六校家長代表一起參與的會議，還不敢貿然發言，開會時多半扮演著認真聆聽的角色。

一開始就有件事情讓她覺得奇怪，和學校行政主管、團膳公司營養師一起開會的時候，經常花很多時間討論學生家長反映的「菜不好吃」、「味道不夠」或者「魚肉太腥」等等問題。在芽菜媽媽的想法中，菜好吃與否、口味清淡等問題很可能是個別學生對菜色的喜好，甚至偏好。她曾以某家長強烈反應的一道菜色，詢問自己孩子的意見，孩子說很好啊！她和班上同學都蠻喜歡，那天好像還吃光光了。

「當時對我而言是一個多方學習的過程，在午餐委員會議裡學習行動的思考和適時發言，在主婦聯盟合作社及山上的實驗農場則是充實更多理念和信念。」

有一次某家長提出旗魚肉太腥，在會議中要求營養師改成豬肉，營養師就同意了。芽菜媽媽當下很驚訝，但沒反應過來到底哪裡有問題，回家仔細想想，她認為午餐應當是一個全面的飲食學習過程，該鼓勵學生學習盡量不挑食並嘗試各種食物；另一方面，從給孩子身體適當食物的角度來說，「旗魚肉是白肉，而豬肉是紅肉，因為某些學生不喜歡魚腥味，就改了菜單，這樣對嗎？」她尋思著。

但也正是這次開會，她才意識到原來參加營養午餐委員會是可以跟營養師商量改菜單的。

另外一次會議中，他校首度加入的一位媽媽提出午餐中的豆製品皆為基因改造黃豆的問題，連湯裡的黃豆芽都標示著「基因改造」，能不能有些調整。芽菜媽媽好開心，本來覺得孤掌難鳴的她，覺得遇到了「知音」，也由於這樣的鼓勵以及之前「魚肉換豬肉」的經驗，讓她靈機一動提出建議：「那麼把湯裡的菜料由有基改疑慮的黃豆芽改成綠豆芽可以嗎？」沒想到現場獲得支持，就通過了。

自此之後，芽菜媽媽想辦法在各種場合與營養師和家長們慢慢討論：把台灣無基改推動聯盟規劃編纂的主婦聯盟基金會《拒絕基改食品》專題會訊發給家長們；邀請基隆復興國小成功推動「基改食品退出校園午餐」的家長張明麗來分享實際案例；在社群網站FB社團轉貼文章並討論基改和午餐的問題；更向營養師遊說商議，可否在完全不影響成本的情況下，以改菜單的方式先剃除掉一部分的基因改造豆製品？她逐漸找到幾位認同的家長，慢慢將葷食菜單裡大部分的基因改造豆製品都換掉了。

在二〇一四年年底，當時的台北市長候選人柯文哲到她居住的社區附近辦活動，芽菜媽媽得知消息後，決心親自到現場去找柯文哲遊說，請他同意「基改食材退出校園午餐」的承諾，在FB社團裡找了其他熱心的媽媽們，大家約好時間，商量步驟，自己印了多份承諾書，一同前去的幾位母親抱著幼子們，將承諾書拿給柯文哲和其他候選人簽署，芽菜媽媽站在台下拿著麥克風緩緩說道：「孩子是我們的希望，但是有健康的孩子才有希望⋯⋯」

關切基改日（GMO Awareness Day）：美國無基改校園行動——做出自己的飲食選擇

全球有六十四個國家要求基因改造食品必須強制標示，卻不包含基因改造作物種植與出口大國的美國。

目前全美境內僅康乃狄克、緬因和佛蒙特州等三州有條件的立法規範，食品如含有基因改造成份，須在包裝上明確標示。但除三州居民外，美國大多數民眾無法從食品包裝和外觀上得知自己是否購買並食用了基因改造成份。

二〇一四年四月，位於霍普金斯、明尼納波里、歐若諾、夏科匹和維斯通卡等五地學校主管開會決議，希望能在社區中共同舉辦關切基因改造議題的活動，於是明訂十一月五日為「關切基改日（GMO Awareness Day）」。每年的這一天午餐要提供非基因改造飲食的選擇機會，並向學生及家長溝通基因改造議題。他們認為這是一個教育機會，希望學生們都必須學會了解並學習做出自己的飲食選擇。

這可不是一件容易的事。

以五校區所處的明尼蘇達州為例，其農業高度倚賴基因改造作物、研究和生物科技公司所帶來的巨大經濟利益。全球基因改造食品企業的嘉吉公司總部，就設在本州明尼納波里市郊的明尼通卡地區，不少學生家長和社區人士的工作和收入來源可能來都自基因改造作物的相關農業和產業。

明尼納波里地區公立學校烹飪與營養服務處主管偉伯（Bertrand Weber）表示，「關切基改日」帶動關於基因改造議題的對話討論，也得到學區內外許多正面回應。「舉辦關切基改日的目的是讓更多人意識到，無論是否贊成基因改造，消費者都應該掌握食物的選擇權。」

維斯通卡地區的公立學校食品營養服務處主管梅慈格（Laura Metzger）希望以這個教育行動展開與師生對於校園飲食的對話，討論如何在食物選擇上做決策。

基因改造食品是全球最具爭議性的課題之一，牽連所及涵蓋農業型態、糧食自主、環境汙染、社會正義、生物科技和種子專利、跨國企業壟斷及人類食用風險等諸多問題，迄今難有定論。

美國絕大多數的玉米、黃豆、油菜、棉花和甜菜都是基因改造作物，保守估計市面上八成加工食品皆含基因改造成份。雖然攝食基因改造作物對人體健康影響的相關研究甚少，但已有動物研究指出，基因改造食品與癌症、過敏、不孕和其他疾病具高度相關性。為提升師生的飲食安全和教育，許多學校已經致力於減少校園飲食中的色素和添加物，並且採用在地農產品食材。

站在教育及食安立場，此五學區正式以發起「關切基改日」的行動，將基因改造食品議題提高到學區活動、校園飲食採購和教學課程規劃實施層面，確實對學校師生與社區帶來影響，不過後續效果仍有待繼續觀察。

加入行動

校園午餐不要基因改造食品的三個理由

理由一：抵制飼料油更要拒絕飼料黃豆

二〇一四年爆發的頂新飼料油事件，引發全台憤慨，大家開始自嘲每天吃下多少飼料油而不自知。有多少民眾意識到，每天吃進的各式基因改造黃豆製品，其原料都是來自業者口中俗稱的飼料級黃豆？

由於基因改造食品風險未定，且國人飲食習慣所致，經常大量食用的基因改造食品與飼料油相比，飼料豆問題恐怕更為嚴重。

尤有甚者，學童校園午餐中幾乎每天都有一道黃豆製品，檢視師生所食用的菜單，經常出現諸如豆腐、豆干、豆皮、味噌湯或豆漿，在素食菜單中更常見一天兩道以上黃豆製品。難怪有家長擔心學童午餐豆製品的安全性。

常聽到「基因改造黃豆哪有分什麼飼料級，別被危言聳聽的民間團體騙了」等說法。事實上台灣民眾每日所飲所食的黃豆，的確裝在一個六噸容量的貨櫃中飄洋過海而來，而且是沒有分裝的進口基因改造黃豆，

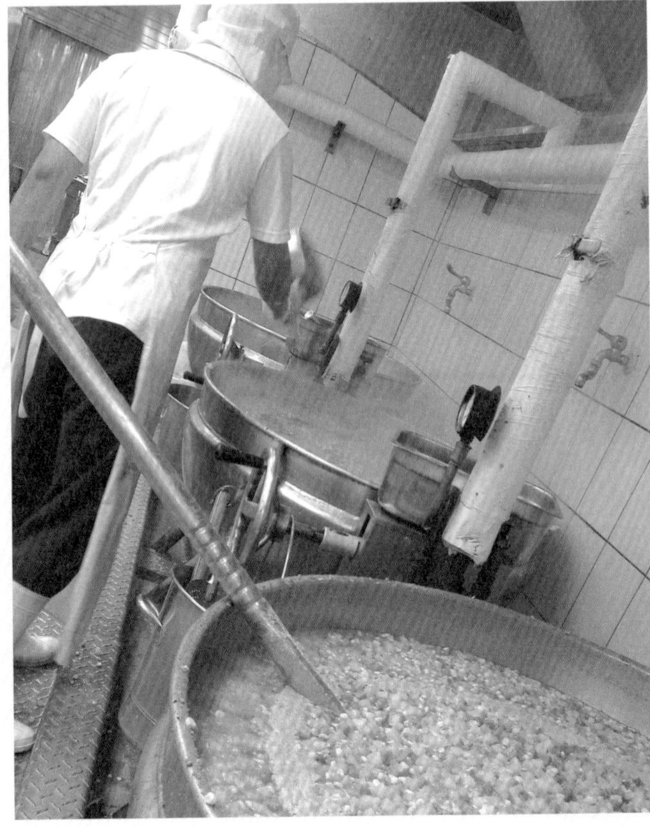

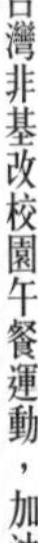

其品質與等級與拿來榨油後餵食牲畜的黃豆無異，飼料等級的說法並無錯誤。該檢討的是為什麼不提供「食品級」的產品供人食用。

理由二：基因改造作物有較高的農藥殘留量風險

依台灣制定的《農藥殘留量容許量標準》來看，黃豆的農藥嘉磷塞容許為10ppm，相較於作為我們主食的稻米，其嘉磷塞容許量0.1ppm，與黃豆同種類的毛豆也才0.2ppm，這與台灣黃豆有九成以上來自進口的基因改造品項有關。

由於基因改造作物具有抵抗年年春等農藥的特性，因此在耕種過程中，可大量施灑農藥而不用擔心作物會因此死亡，這也導致基因改造作物可能有偏高的嘉磷塞之類的化學除草劑和殺蟲劑含量。

二〇一五年起，嘉磷塞已被世界衛生組織WHO列為對人體極有可能的致癌物質，許多國家已經決議或正在研議禁用嘉磷塞。

我們不得不正視一個事實：小孩在學校吃的基因改造豆製品，究竟吃進的是農藥還是營養？

理由三：基因改造作物對人體風險上尚未有定論，別讓孩子成為白老鼠。

全球目前對基因改造食品的安全性，爭辯不休且屢有新資料證據呈現，對橫跨科學、社會、健康、土地及國際正義議題的基因改造作物而言，我們唯一能肯定的，就是目前尚無法證實其對人體健康無害，需要更多研究及科學證據來告訴我們基因改造食品的風險與安全性。

因此，面對可能的疑慮，為了保護成長發育中的孩童，針對人類食用基因改造食品應該採取較為謹慎的預警原則，先考慮基因改造作物可能有害而採取預防措施，例如：要求基因改造食品實驗結果必須透明，產品必須強制標示基因改造以供民眾選擇。

更多研究指出基因改造食品對人體產生的影響，或許需要經歷一個世代約三十年後才逐漸顯現。而自一九九六年基因改造作物的商業化種植開始，至今也不過十九年時間，目前在校大量食用基因改造黃豆的稚齡學童，正成為這一波全球基改臨床實驗的白老鼠。

此番風險應該由台灣囡仔來承擔嗎？

加入行動

非基改校園午餐的環境教育行動策略

基因改造食材退出校園午餐並非只是一項單獨的守護孩童健康的行動，更是一個教育機會。其牽涉面向包含台灣糧食自給率、生態保護、農藥殘留、健康風險、全球飲食文化及環境公平正義等面向。

由於全國各地情況相異，非基改校園午餐理想非一蹴可及，然而政府、學校及家長若能共同參與規劃階段性的實踐目標，是完全可落實的環境與食安行動。

掌管午餐業務的政府教育局處

1. 進行家長意願問卷調查。
2. 邀集校長、營養師、家長與民間團體代表，召開政策推行研商會議。
3. 舉辦基因改造食品風險的環境教育課程。
4. 盤點基因改造食材消耗量，估算全面替換所需經費並提出預算支應方案。

5. 與農業部門討論在地或區域聯合供給食材的可能性。
6. 評估是否可鼓勵農友轉作雜糧作物，提升當地食材自給率。
7. 落實基因改造食品標示。
8. 製作認識基因改造食品風險的教育文宣或手冊。

學校方面

1. 進行全校家長意願問卷調查。
2. 盤點基因改造食材消耗量，估算全面替換所需經費並提出預算支應方案。
3. 重新修改午餐菜單，提供符合非基因改造目標和預算的菜色。
4. 舉辦基因改造食品風險的環境教育課程。
5. 將基因改造科技議題融入語文、社會、自然科學等教學課程。
6. 以本土作物即為非基因改造品項為主題，設計食農教育方案。
7. 落實基因改造食品標示。

8. 製作認識基因改造食品風險的教育文宣或手冊。

家長

1. 進入家長會，發揮實質改變的影響力。
2. 監督學校是否落實基因改造食品標示。
3. 與學校合作，從要求園遊會、慶生活動或個別老師不得提供含基因改造食品原料的產品開始，進一步拓展至學校午餐。
4. 發起家長連署行動，要求學校全面推動非基改校園午餐政策。

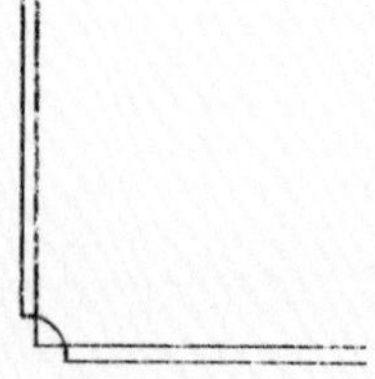

基改食物大解密 靠自己的力量吃出安全的三餐

LIVING GMO FREE 餐桌上的危機

作者　陳儒瑋、黃嘉琳
責任編輯　梁淑玲
照片提供　校園午餐搞非基行動團隊、衛生福利部食品藥物管理署
攝影　吳金石
封面、內頁設計　葛雲
感謝贈品協力　台灣飛利浦股份有限公司、六堆釀興業有限公司

總編輯　曹馥蘭
主編　梁淑玲
編輯　趙曼孜
印務主任　黃禮賢

社長　郭重興
發行人兼出版總監　曾大福
出版者　幸福文化
發行　遠足文化事業股份有限公司
地址　231新北市新店區民權路108-2號9樓
電話　（02）2218-1417
傳真　（02）2218-8057
郵撥帳號　19504465
戶名　遠足文化事業股份有限公司
印刷　通南彩色印刷有限公司
電話　（02）2221-3532
法律顧問　華洋國際專利商標事務所 蘇文生律師

初版二刷　2018年2月
定價　380元

國家圖書館出版品預行編目（CIP）資料

餐桌上的危機：
基改食物大解密 靠自己的力量吃出安全的三餐 / 陳儒瑋, 黃嘉琳著；
-- 初版. -- 新北市 : 幸福文化出版 : 遠足文化發行, 2015.10
面； 公分. --（元氣站 Energy ; 6）
ISBN 978-986-92248-0-2（平裝）

1. 基因改造食品

412.374　　104018427

PHILIPS
媽咪做的豆漿 健康120分
飛利浦全營養免濾豆漿濃湯機
健康新首選！
免濾豆渣
直接飲用
PHILIPS
PHILIPS
HD2069
HD2079
創新為你

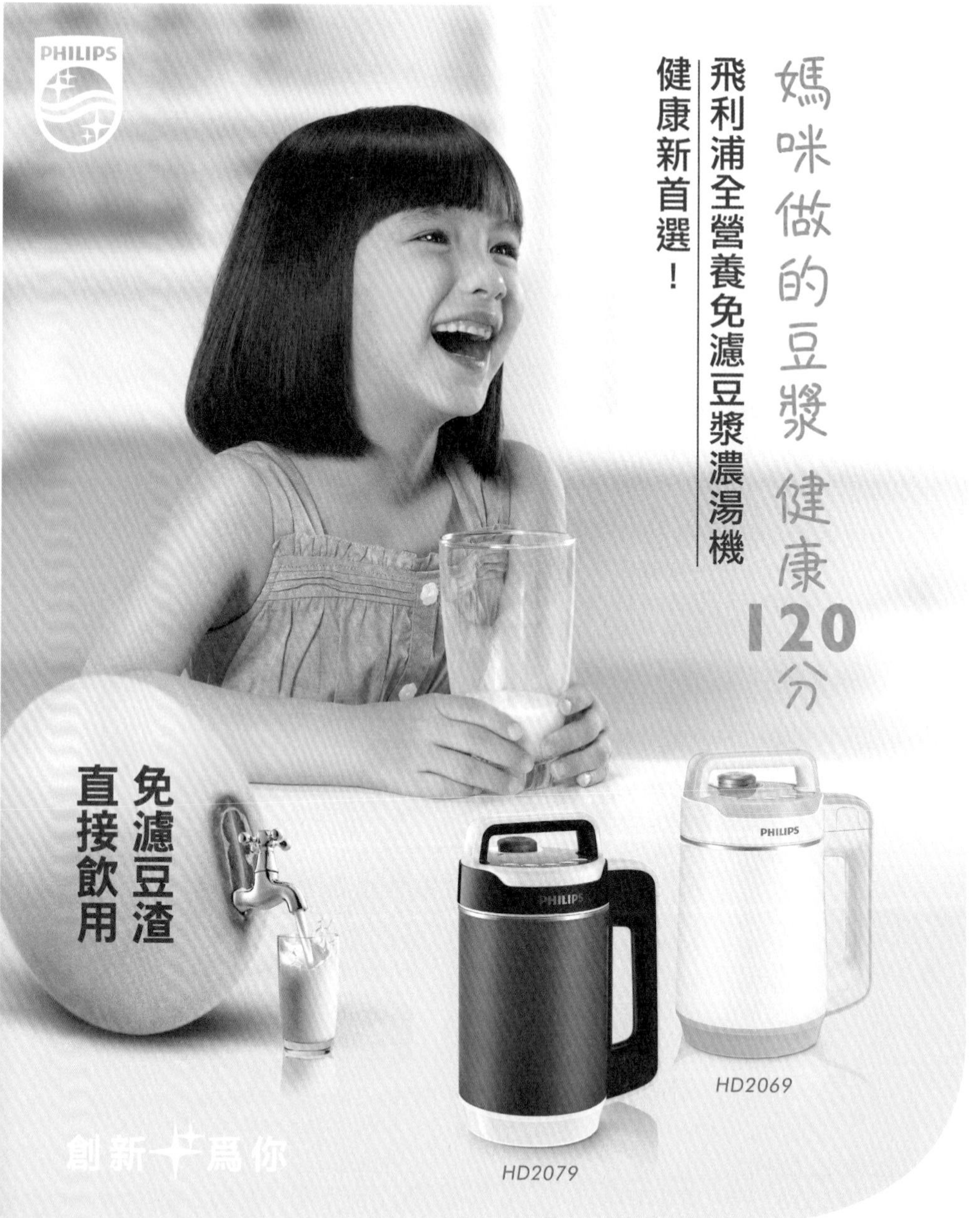

友善栽種 農民契作

正港台灣土生土長，來自高雄旗山的非基因改造台灣黃豆！

台灣源味本舖黃豆產自熱情洋溢的南台灣 - 高雄旗山，晒著南台灣的烈日，在地的小農，堅持使用自然農法，種出優質、無使用農藥、無使用落葉劑的好黃豆，黃豆的採收必須要先等他乾燥後才能進行，而黃豆乾燥的先決條件是必須等葉子乾枯後，黃豆才會慢慢乾燥。

一般為了要掌握黃豆的採收時間，農民會使用落葉劑，落葉劑會讓葉子枯黃，加速掉落，進而讓黃豆乾燥，而使用自然農法種植的黃豆，因為不使用落葉劑，因此只能等待葉子自然枯黃，這樣的等待會因為天氣的差異影響枯黃的速度，進而造成無法預估黃豆的採收時間，且因葉子自然枯黃的時間有先有後，也就無法像使用落葉劑的黃豆田可以同一時間一起採收，大大的增加了採收的時間成本。

這幾年由於氣候變遷，自然農法種植的黃豆深受威脅，每年的產量預估往往有巨大的落差，對於靠天吃飯的農民來說，這意味著過去一年的辛勞有可能因此化為烏有，台灣源味本舖希望能夠作為農民與消費者的橋樑，透過與農民契作，除了確保農民可以取得合理的收入，也因為能夠掌握生產來源與產地環境，而提供真正優質的農產好物給消費大眾。

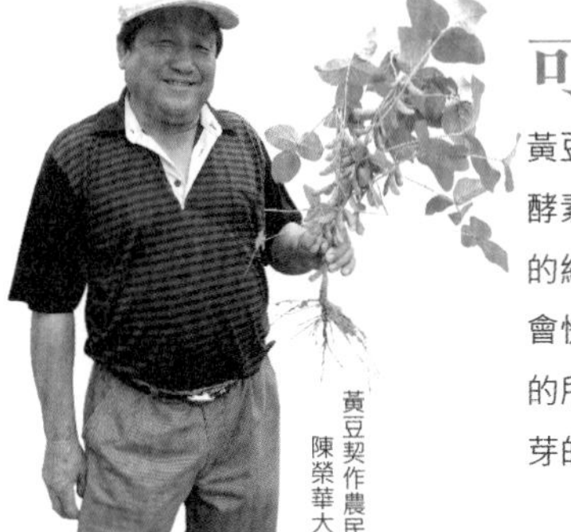
黃豆契作農民 陳榮華大哥

可催芽黃豆vs不會發芽的黃豆

黃豆經過催芽後，在發芽的過程中原本沉睡的酵素會甦醒活化，酵素能讓原本種子內的澱粉、蛋白質、脂質轉化成人體更易吸收的維生素、礦物質與胺基酸，在發芽過程中，維生素A、E、B群會快速增加，並且產生在催芽之前不存在的維生素C，而發芽後的所含的普林值會比發芽前低，所以發芽黃豆的營養價值比不發芽的黃豆高出許多。

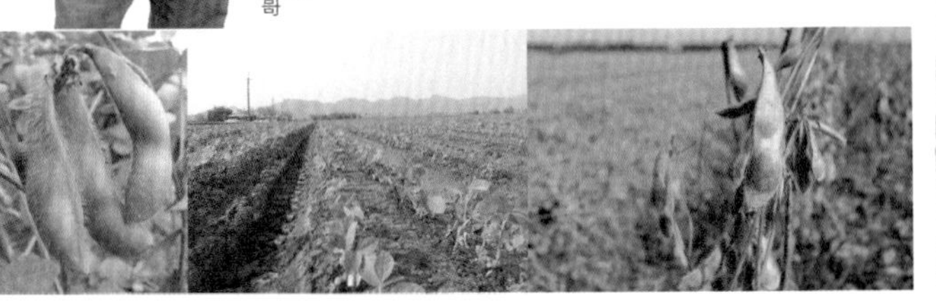

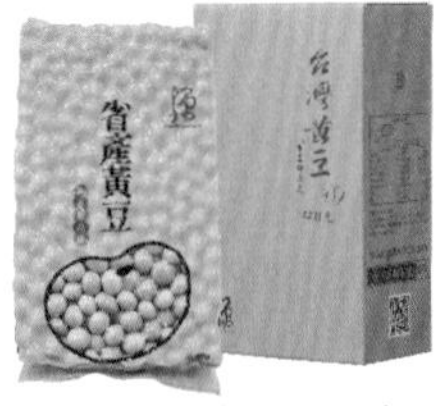
台灣非基因改造黃豆 SIZA大
淨重量400g / $150元

好禮大放送

您只要填好本書的「讀者回函卡」，寄回本公司（直接投郵），就有機會免費得到 10 項好禮。

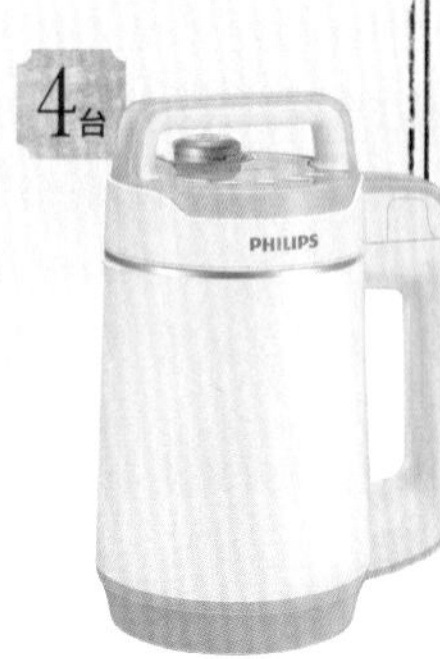

飛利浦全營養免濾豆漿機

獎項內容

飛利浦全營養免濾豆漿機／價格 7,490 元／ 4 台

- 外殼／內殼材料：不鏽鋼／塑料
- 顏色：藍色和白色
- 馬達／加熱功率：140W ／ 850W
- 尺寸（長＊寬＊高 mm）：豆漿機 215*150*300、包裝 225*225*345
- 重量：淨重 2.0 公斤、總重 2.6 公斤
- 容量：900 ～ 1100 毫升（適合 2 ～ 4 人）
- 電壓／頻率：110 伏 ／ 60 赫茲

台灣源味本舖省產黃豆（非基因改造）
400g **／價格** 150 **元／** 6 **包**

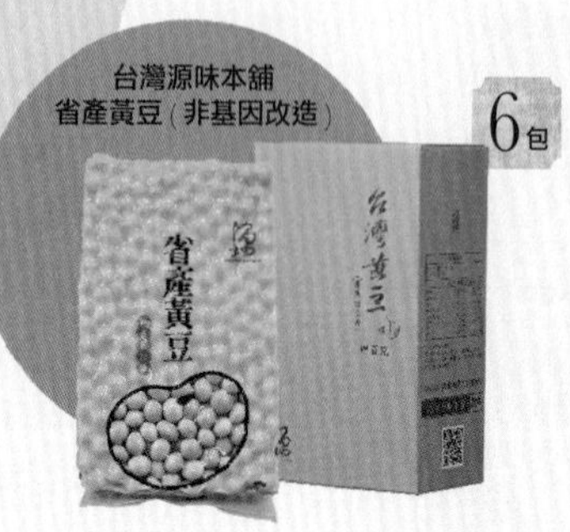

台灣源味本舖
省產黃豆（非基因改造）

只需填好本書的「讀者回函卡」（免貼郵票，直接投郵），在 2015 年 12 月 31 日（以郵戳為憑）以前寄回【幸福文化】，本公司將抽出 10 名幸運讀者，得獎名單將在 2016 年 1 月 9 日公佈於——

共和國網站 www.bookrep.com.tw
幸福文化部落格 mavis57168.pixnet.net/blog
幸福文化粉絲團 www.facebook.com/happinessbookrep

以上獎項，非常感謝 **台灣飛利浦股份有限公司 PHILIPS、台灣源味本舖** 贊助

廣告回信
臺灣北區郵政管理局登記證
第 1443 7 號

請直接投郵，郵資由本公司負擔

23141

新北市新店區民權路108-4號8樓

遠足文化事業股份有限公司　收

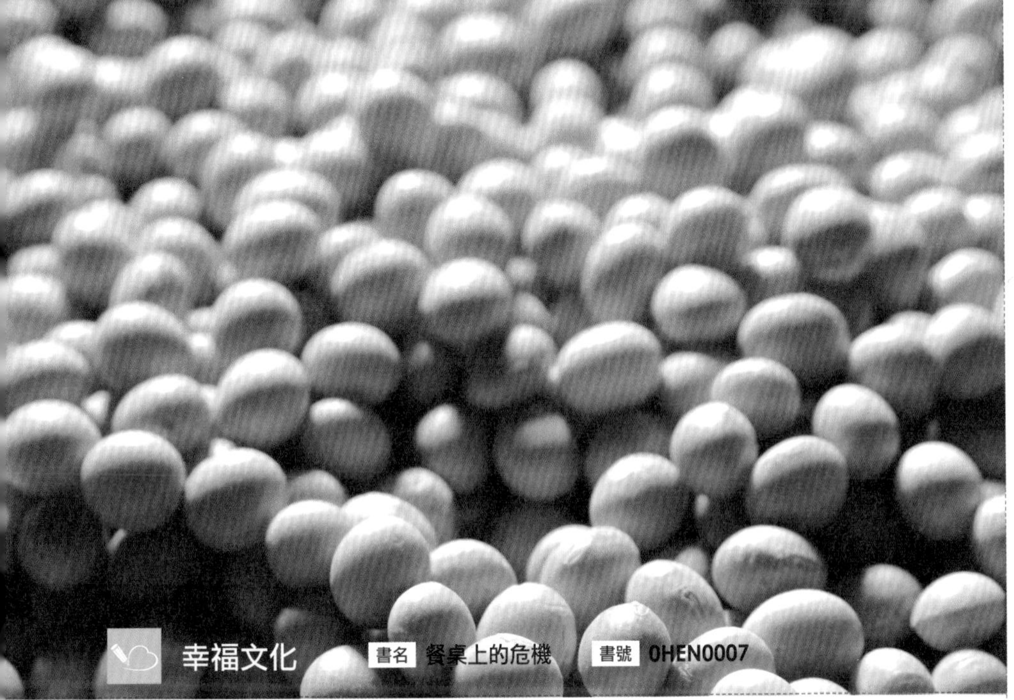

讀者回函卡

感謝您購買本公司出版的書籍，您的建議就是幸福文化前進的原動力。請撥冗填寫此卡，我們將不定期提供您最新的出版訊息與優惠活動。您的支持與鼓勵，將使我們更加努力製作出更好的作品。

讀者資料

● 姓名：＿＿＿＿＿ ● 性別：□男 □女 ● 出生年月日：民國＿＿年＿＿月＿＿日

● E-mail：＿＿＿＿＿＿＿＿＿＿

●地址：□□□□□＿＿＿＿＿＿＿＿＿＿

● 電話：＿＿＿＿＿ 手機：＿＿＿＿＿ 傳真：＿＿＿＿＿

● 職業： □學生□生產、製造□金融、商業□傳播、廣告□軍人、公務□教育、文化□旅遊、運輸□醫療、保健□仲介、服務□自由、家管□其他＿＿＿＿＿

購書資料

1. 您如何購買本書？□一般書店（ 縣市 書店）
 □網路書店（ 書店）□量販店 □郵購 □其他
2. 您從何處知道本書？□一般書店 □網路書店（ 書店） □量販店
 □報紙 □廣播 □電視 □朋友推薦 □其他
3. 您通常以何種方式購書（可複選）？□逛書店 □逛量販店 □網路 □郵購
 □信用卡傳真 □其他
4. 您購買本書的原因？□喜歡作者 □對內容感興趣 □工作需要 □其他
5. 您對本書的評價：（請填代號 1.非常滿意 2.滿意 3.尚可 4.待改進）
 □定價 □內容 □版面編排 □印刷 □整體評價
6. 您的閱讀習慣：□生活風格 □休閒旅遊 □健康醫療 □美容造型 □兩性
 □文史哲 □藝術 □百科 □圖鑑 □其他

7.您最喜歡本書中哪個單元：

＿＿＿＿＿＿＿＿＿＿

8.您對本書或本公司的建議：

＿＿＿＿＿＿＿＿＿＿

＿＿＿＿＿＿＿＿＿＿

＿＿＿＿＿＿＿＿＿＿

備註：本讀者回函卡影印與傳真皆無效，資料未填完整者即喪失抽獎資格。